中医养生之一天一年一生

主编　吴昆仑　张登海

科 学 出 版 社
北 京

内 容 提 要

本书是一本基于中医养生学和“治未病”理论的科普教育读本，为不同类型的读者提供养生保健指导并传授预防疾病的观念。

中医养生之“一天”篇，根据自然界一天中阳气的盛衰、人体经气的起伏流注、每个时辰所当令的经络和脏腑特点，进行有的放矢的养生指导；“一年”篇则总结了春、夏、秋、冬四季的气候特色以及与之适应的养生方式；“一生”篇，根据年龄阶段的不同，介绍了婴幼儿、青春期、青年、中老年的脏腑气血的盛衰，并提出了相应的生活、教育、锻炼、调理、生殖、育儿等养生指导。此外，全书插入了风格清新的绘图60余幅，成为了相关内容的有效补充。

本书在开展中医药科普教育的同时，还厘清了一些常见的养生保健错误观点，适宜于广大读者，尤其是中医药爱好者参考学习。

图书在版编目(CIP)数据

中医养生之一天一年一生/吴昆仑主编.—北京：科学出版社，2017.6

ISBN 978-7-03-053362-3

Ⅰ.①中… Ⅱ.①吴… Ⅲ.①《内经》—养生(中医) Ⅳ.①R221

中国版本图书馆CIP数据核字(2017)第133606号

责任编辑：朱 灵
责任印制：谭宏宇 / 封面设计：殷 靓

科学出版社 出版
北京东黄城根北街16号
邮政编码：100717
http://www.sciencep.com

南京展望文化发展有限公司排版
虎彩印艺股份有限公司印刷
科学出版社发行 各地新华书店经销

*

2017年6月第 一 版 开本：A5(890×1240)
2018年5月第二次印刷 印张：4 1/4
字数：72 000

定价：26.00元

《中医养生之一天一年一生》编委会

序

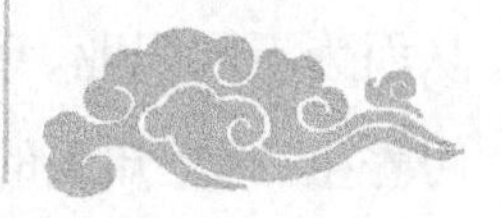

中医学是中华民族的传统瑰宝。自中医学奠基之作《黄帝内经》提出“圣人不治已病治未病，不治已乱治未乱”的养生观点以来，经历代医家的不断完善和补充，中医药已经形成了具有独特的世界观，以及提倡以合理生活方式和精神状态来避免疾病的发生、注重“人与自然的平衡”及“未病先防”的养生保健观念的理论体系，成为中华民族重要的文化符号之一。

随着社会的发展，人们对健康的需求不断增加，健康的内涵也有所扩大，而中医药在预防、治疗、保健、养生、康复等方面系统的理论基础，以及多样化的药物、非药物等多种诊疗手段，越来越凸显出其宝贵的价值和旺盛的生命力，越来越被人们认可和信赖。

为了更好地发挥中医药的特色和优势，2015 年 3 月上海市卫生和计划生育委员会、上海市中医药发展办公室开展了区域性“治未病”养生保健技术转化平台试点建设工作。在该项目的资助下，上海市浦东新区公利医院等单位的医务人员经过辛勤的努力，完成了这本以养生保健为主题的读图时代版作品，从而为不同职业、年龄、性别和文化层次的群众提供了系统学习养生、康复知识的渠道。

发奋努力的背后，必有加倍的回报。值本书付梓之际，向参加编撰、绘画、校核的中医专家和工作人员表达由衷的感谢，希望这本书能够带给读者带去更多的健康和欢乐，也寄希中医药文化得到更好的传承和发扬。

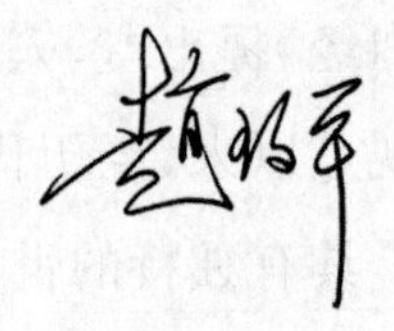

前 言

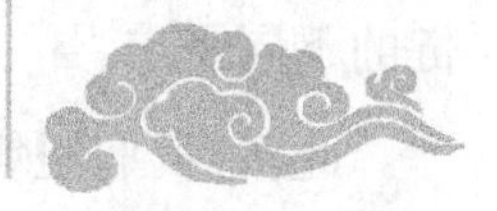

近年来，我国经济发展走上了“快车道”，人民的生活水平不断提高，人们对生活质量有了更高的追求，自身健康意识不断增强。与此同时，伴随着快节奏生活所造成的高压力、生活不规律、亚健康状态等，以及环境污染、食品安全等问题，也困扰着越来越多的社会人群。因此，人们对养生保健的需求出现了井喷式的增长，中医“治未病”的概念也逐渐深入人心。

近年来，我国颁布了一系列重要的政策文件，如《国务院关于促进健康服务业发展的若干意见》《中医预防保健（治未病）服务科技创新纲要（2013—2020 年）》等，从而不断地推进中医药养生保健服务的发展。

上海市浦东新区作为“国家中医药发展综合改革试验区”，具有中医药科技创新核心区的优势，以习近平总书记在党的十八大会议上大力倡导科技创新为契机，以中医养生保健为切入点，根据现代都市人快节奏读图时代的特点，构想制作一部图文交融、通俗易懂的中医养生书籍，讲述一天日暮晨昏不同时辰、一年春夏秋冬不同节气、一生幼壮盛衰不同年龄的养生要点，以文字直观简洁、风格清新为特点，满足各类人群对养生保健的不同需求。

此次，我们组织了中医药领域的专业人员，根据实践经验，并参考古今医籍、文献教材，撰写各章节内容；同时，邀请上海中国画院的专业画师，根据文字内容配以原创美图，经过半年的编辑创作调整，终于成书。若本书能够吸引读者对中医学进行更深入的探究，笔者与编创组成员将感到无比欣慰和荣幸。

由于时间紧迫，书中可能仍存在疏漏，言辞间或欠于严谨，望同道不吝赐教、多多指正。如果广大读者对其中的一些观点和内容会有不同的见解和异议，也欢迎对此开展学术上的争鸣。

本书在编写过程中，得到了上海市卫生和计划生育委员会、上海市浦东新区公利医院相关领导的指导和支持，并获得了浦东新区中医药事业发展联席会议办公室、吴昆仑上海市基层名老中医工作室的大力协助，值此一并表示由衷的感谢。

主　编

目录

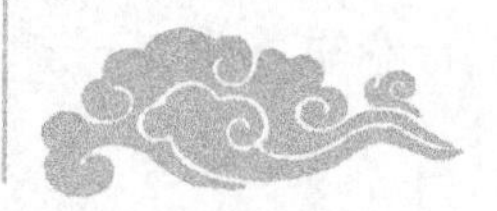

中医学与中医养生

中医学是一门研究人体生理、病理、疾病的诊断与防治，以及摄生康复的传统医学科学，它有独具特色的理论体系。中医学发源于先秦时期，其理论体系形成于战国至秦汉时期。中医学理论体系是在中国古代哲学思想的影响和指导下，在中华民族传统文化的基础上，通过长期的经验积累和理论总结而形成的。

一、中医与中医基础理论

1. 中医学受到中国古代哲学思想的影响

中医学属于古代自然科学范畴，其理论体系始终没有脱离古代自然哲学。中医学以中国古代朴素的唯物论和自发的辩证法思想，即气一元论、阴阳五行学说构建其理论体系。气一元论和阴阳五行学说不仅为中医学提供了朴素的唯物辩证的自然观和生命观，确立了中医学的整体的研究方法，使中医学以联系、发展、全面的观点去认识自然、认识生命，借以阐明人与自然、生命本质、健康与疾病等问题。

中医学运用哲学的概念和范畴，去观察事物，借以阐明中

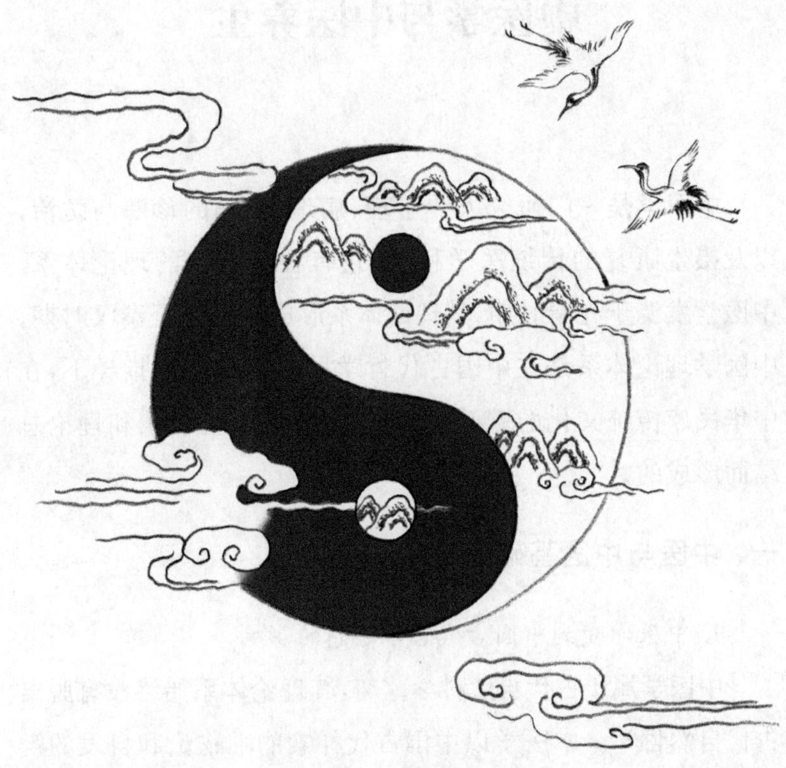

图1　阴阳

医学中的一系列问题,并贯穿于中医学理论体系的各个方面,使之成为中医理论体系的重要组成部分。这些哲学概念和范畴通过中医学的诊疗实践,得到了探索、验证和深化,从而丰富和发展了中国古代哲学理论。

2. 中医学是长期医疗经验的积累

实践是中华民族思维的起点,也是思维逻辑结构的起点。古代中国人在长期的生活生产和医疗实践中,通过观察积累了丰富的感性材料,经过思维而形成概念、判断,逐步上升为医学理论。重视实践经验的积累是中华民族传统思维的一个重要本质精神。

中国自公元前21世纪进入奴隶社会以后,人们对疾病的认识随着医疗实践经验的积累而不断发展,如早在西周时期,医学家就提出了发病和药物治病等理论。在春秋时期,秦国医和又提出了"六气致病"的学说,开创了中医理论体系的先河。中华民族的祖先在长期的生产斗争和医疗实践中,逐步积累了原始的医药知识,为中医学理论体系的形成奠定了丰富的实践基础。科学理论的确立,无不通过长期反复的生活、生产和科学实践,再从反复的认识中得出正确的理论,中医学也是通过长期反复的医疗实践,逐步形成了自己的理论体系。

中医学基础理论是对人体生命活动和疾病变化规律的理论概括。例如,"藏象学说"就是通过长期的生活观察、反复的医疗实践和解剖实验而形成的,其他如诊断、证候、治则、方药功效的确立等无不皆然。由此可见,中医学理论体系在形成和发展过程中,始终以实践作为坚实的基础。

二、中医与中医养生学

中医养生学就是在中医理论的指导下诞生的一门学科,它是探索和研究中国传统的颐养身心、增强体质、预防疾病、延年益寿的理论和方法,并用这种理论和方法指导人们保健活动的实用科学。

中医养生学吸取各学派之精华,提出了一系列养生原则。其加之形神共养、协调阴阳、顺应自然、饮食调养、谨慎起居、和调脏腑、通畅经络、节欲保精、益气调息、动静适宜等,使养生活动有章可循、有法可依。例如,饮食养生强调食养、食节、食忌、食禁等;药物保健则注意药养、药治、药忌、药禁等;传统的运动养生更是功种繁多,如动功有太极拳、八段锦、易筋经、五禽戏、保健功等,静功有放松功、内养功、强壮功、意气功、真气运行法等,动静结合功有空劲功、形神桩等,无论选学哪种功法,只要练功得法,持之以恒,都可收到健身防病、益寿延年之效。针

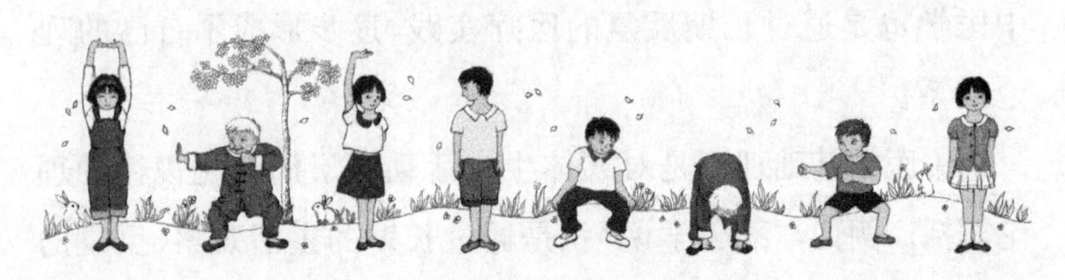

图 2 八段锦

灸、按摩、推拿、拔火罐等，亦都方便易行。

1. 中医养生与阴阳学说

《黄帝内经》是中医理论体系的奠基之作，其中的养生思想至今都能广泛而有效地指导临床医疗实践。《素问·生气通天论》曰："夫自古通天者，生之本，本于阴阳……故圣人传精神，服天气，而通神明。"即生命的根本，来源于天地间的阴阳之气。所谓"阴阳"，是对自然界中相互关联的某些事物或现象对立双方属性的概括，"阴静阳躁，阳生阴长，阳杀阴藏。阳化气，阴成形"。阴包括阴血津液，一切食入之营养物质，需要阳之推动运化；阳为生理功能，需要阴之物质为基础。因此，养生首要"法于阴阳"。"法于阴阳"，即掌握自然界变化的规律，适应自然气候和外界环境的变化，就养生来说，顺应自然界的阴阳消长节律的养生方法，也就是充实人体的真气，增强调节生命节律的能力，使人体内阴阳的平衡达到天人合一的理想境界。

阴阳在中医学中是一个相互对立、相互转化的概念，因此"法于阴阳"在不同的场合中也有着不同的理解。其一，法于"一日之阴阳"。《灵枢·营卫生会》曰："夜半为阴陇，夜半后而为阴衰，平旦阴尽而阳受气矣。日中为阳陇，日西而阳衰，日入阳尽而阴受气矣。夜半而大会，万民皆卧，命曰合阴。平旦阴尽而阳受气。如是无已，与天地同纪。"一昼夜内阴阳消长都有一定的规律，且与自然界变化的规律相适应。简而言之，即人要随着自然界阳气的消长节律而动，日出阳气渐生可起床活

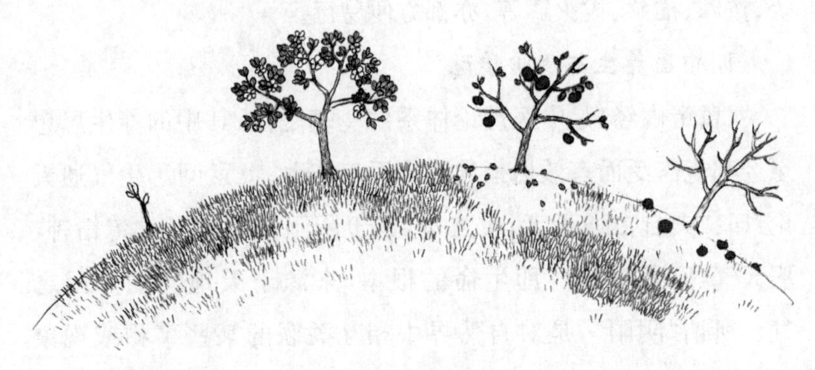

图3 四季

动，日落阳气渐衰就要减少活动，所谓应遵从“日出而作，日落而息”的生活规律。这与现代医学中提出的睡眠—苏醒循环及生物钟理论有着很大的相似性。其二，法于“四时阴阳”。《素问·四气调神大论》曰“圣人春夏养阳，秋冬养阴，以从其根，故与万物沉浮于生长之门”，即顺应春季阳气的生发以疏肝气，顺应夏季阳气的旺盛以养心气，顺应秋季阳气的收藏以养肺气，顺应冬季阳气的闭藏以养肾气。由此提出，人体的生命活动要与自然的阴阳之气保持和谐，才能提高自身抵抗能力，抵御病邪。其三，法于“不同年龄阶段的阴阳”。《黄帝内经》中把人生长衰老的生命活动过程，看作是一个整体来认识，以寻求顺应生命规律、达到健康与长寿的目的。《灵枢·天年》载：“人生十岁，五脏始定，血气已通……三十岁，五脏大定，肌肉坚固，血脉盛满……四十岁……腠理始疏，荣华颓落，发颇斑白……五十岁，肝气始衰，肝叶始薄……九十岁，肾气焦，四脏

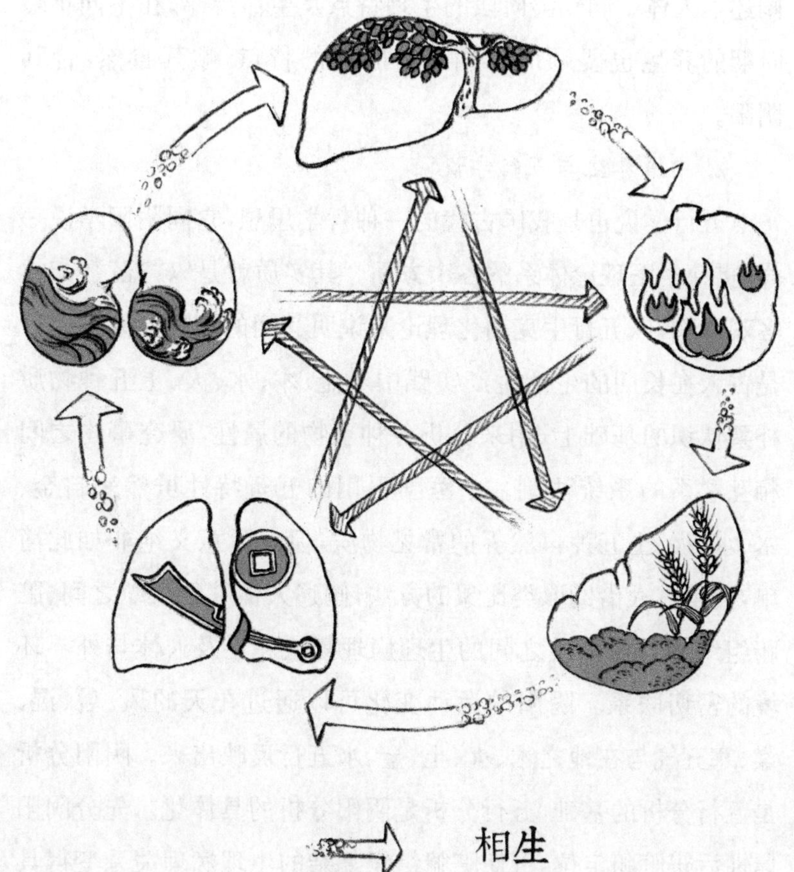

图4 五行

经脉空虚；百岁，五脏皆虚，神气皆去，形骸独居而终矣。”由此阐述了人体不同年龄阶段的生理特点及生命规律，在不同年龄时期的养生也要顺应不同年龄时期的特点，顺其自然，合其阴阳。

2. 中医养生与五行学说

五行学说也是我国古代的一种哲学思想，它同阴阳学说一样，贯穿中医理论体系的各个方面。其实质就是以“五”数归类客观事物，以五行生克制化理论来说明其间的相互关系。五行是古人在长期的生活生产实践中对金、木、水、火、土五种物质朴素认识的基础上，用来分析各种事物的属性，研究事物之间相互联系的系统法则。中医学引用的五行特性虽然来自金、木、水、火、土五种自然界的常见物质，但实际意义绝非如此简单，而是古人借助取类比象的方法，阐述人体脏腑组织之间、脏腑组织与自身体质之间的生理病理复杂关系及人体与外界环境的密切联系。阴阳的运动变化可以通过在天的风、暑、湿、燥、寒五气与在地之木、火、土、金、水五行反映出来。阴阳分析是五行分析的基础，五行分析是阴阳分析的具体化。先分阴阳属性后辨脏腑定位，可使脏腑组织复杂的生理病理关系变得具体而明确。

五行学说在中医养生中的应用，就是用五行归类推演法则和生克乘侮原理，具体阐释自然界的方位地域、季节气候及其影响，其指导人们在顺应四季自然法时，结合自身体质进行食疗养生保健，达到防病治病、增强体质、维护健康、延年益寿的目的。例如，春季属木应肝，主气为风，具有升发疏散的功能。《黄帝内经》曰："春三月，此谓发陈。天地俱生，万物以荣，夜卧早起，广步于庭，被发缓形，以使志生。"其意是说春天是万物复苏的季节，养生保健应晚睡早起，散步缓形，使精神愉快有利健康。此外，五行学说结合药食同源、食药同功的原理，根据自身体质差异和情志特点，顺应四时季节变化，合理饮食，审因用膳，辨证施养，调摄情志，预防四季时邪的侵袭，纠正体质的寒热偏差，促进身体的新陈代谢，维护人体身心健康，确有一定的实用价值和指导作用。

3. 中医养生与藏象学说

藏象学说是中医理论及中医养生的一个重要部分，它指出人体是以五脏为主体，将六腑、五体、五官、四肢、百骸等组织器官联合而成的有机整体。人体各组成部分之间在形态结构上不可分割，在生理功能上相互协调，在病理上相互影响。藏象学说重视人体内环境的平衡及人与自然界的协调性，同时更强调生命活动的恒动性，认为人体是一个恒动不息的有机体。只有运动，才能化生万物。不仅脏腑气机升降不停、出入不息，气血津液在人体中也周流不息，作为生命活动整体的"神"也处于运动不息的状态中。例如，在《素问·灵兰秘典论》中提出："心者，君主之官也，神明出焉。肺者，相傅之官……其宗大危，戒之戒之。"说明了人体脏腑之间既分工又合作的协调关系，突出了人体的整体性，同时指出，心为五脏六腑主宰的思想，"主明则下安""主不明则十二官危"，说明人体健康与否与心的功能密切相关，如果心的功能强健，各脏腑在心的统一领导下，功能活动正常，人的抗邪能力也就强，人也就能健康长寿。

4. 中医养生与经络学说

中医学认为经络是人体经脉和络脉的总称。“经”，有路径之意，经脉贯通上下，沟通内外，是经络系统的主干。“络”，有网络之意，络脉是经脉别出的分支，较经脉细小，纵横交错，遍布全身。经络沟通于脏腑与体表之间，在内连属于脏腑，在外则连属于筋肉、皮肤、肢节，将人体脏腑、组织、器官联结成一个有机的整体。经络养生就是在中医经络理论的指导下，通过针刺、灸法、推拿按摩、气功、导引等方法，调理人体的经络系统，使气血通畅，脏腑功能协调，机体处于阴阳平衡状态，从而达到防病治病、强身益寿的目的。

早在《黄帝内经》中就有针灸强身养生的内容记载，如《素问遗篇·刺法论》指出：“刺法有全神养真之旨，亦法有修真之道，非治疾也，故要修养和神也。”至唐代针灸保健盛行，深知足三里有防病、延缓衰老之功，将其称为“长寿穴”；宋代窦材的《扁鹊心书》明确指出：“人于无病时，常灸关元、气海、命关、中脘，虽未得长生，亦可保百余年寿矣。”对于推拿的养生保健作用，很多医著也有记载，如《圣济总录·按摩》就提出：“凡小有不安，必按摩挼捺，令百节通利，邪气得泄。”由以上可以看出古代针灸推拿在预防疾病方面应用相当广泛。至于功法锻炼历史久远，早在《庄子·刻意》中就有“吹响呼吸，吐故纳新，熊经鸟申，为寿而已矣”之说。

其中，中医独特的“子午流注”养生方法也是基于经络理论为基础提出的。所谓“子午”是指时辰，“流”是流动，“注”是灌注。即人体气血的运行与天地自然相应，从子时到午时，从午时到子时环流不息。一天中的十二时辰是与人体十二经脉相对应的，人体气血盛衰在经络中的循行同潮水涨退一样，就好像每个时辰都有不同的经脉“值班”。例如，辰时胃经“值班”，服养胃药；巳时脾经“值班”，服健脾药；又如，申时膀胱经“值班”，按摩背后脊柱两旁膀胱经的要穴。

此外，在近年来的一些现代研究中，则证实针灸、推拿、养生功法等可以从调节免疫功能、抗自由基损伤、调控衰老基因、调节神经递质、调节内分泌、改善血液流变性等方面起到养生保健、延缓衰老的作用。

5. 中医养生与药食同源

药食同源是古代劳动人民在和人体疾病做斗争的过程中，发现、发展并逐渐形成的独特的强身健体、延缓衰老的最主要的措施。药食同源是中医养生保健的强大物质基础，占据重要地位。所谓“安身之本，必资于食”“食借药之力，药助食之功”，两者相辅相成，突出显示了药食同源在中医养生保健中的独特优势。例如，药膳是中医学的一部分，无论组方配伍及施膳原则，均以中医基本理论作为指导，体现辨证施膳。它是将中药与某些具有药用价值的食物相配伍，采用我国独特的饮食烹调技术，结合现代科学方法，制成具有一定色、香、味、形的美味食

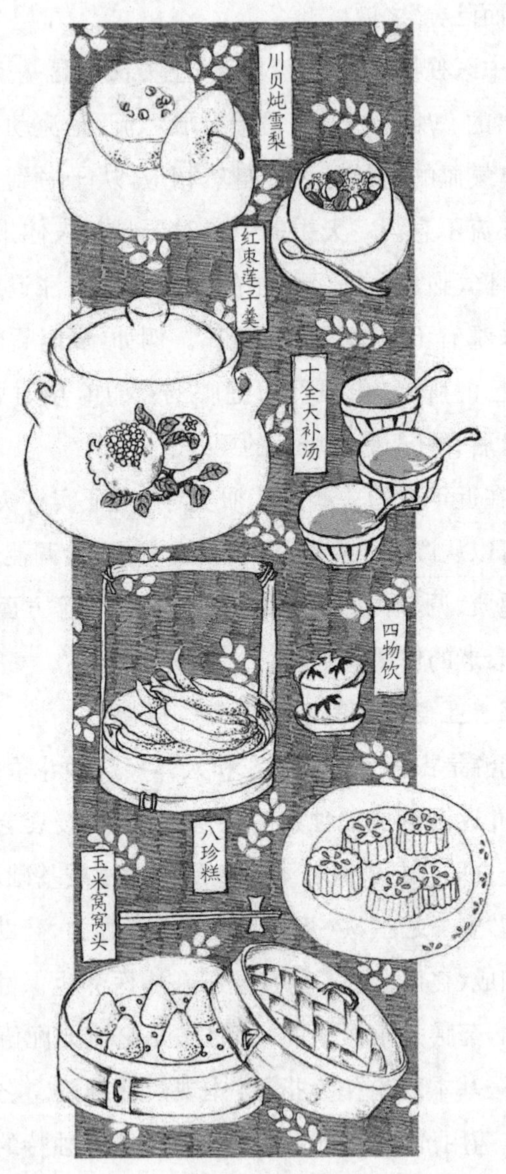

图5　药食同源

品，其中包括食疗、食养等。据统计，现今仍流行于欧美的不少保健食品则是700多年前由意大利人马可·波罗传带过去的，其中包括由中药紫苏叶沏成的法国“哈姆茶”，以充分利用紫苏叶和胃理气并解食物毒性的功效。又如，原配方见于孙思邈《备急千金要方》，而今流行于意大利的“大黄酒”，其有饭前开胃、饭后消食、次日通肠等特点。然而在制作种类繁多的中国药膳时，除了要处理好中药药性理论及五味与五脏的对应关系，同时还要根据不同季节、个人体质及证候等因素来选择升补、清补、滋补和温补等不同类型药膳。“注重整体、辨证施食；饮食有节、适度有恒；正确处理好药疗与食疗关系”是正确使用中国药膳的原则。

“养生”(又称摄生、道生)一词最早见于《庄子》内篇。其理论是在中医基础理论的指导下，从“天人相应”“形神合一”的整体观念出发，去认识人体生命活动，并通过各种养生方法，追求心理与生理的平衡健康，以及人与自然环境和社会环境的协调统一。养生涉及日常生活的诸多方面，小到衣食住行，大到修身养性、防病治病都包含养生的内容。而中医养生，是结合了中医理念，在人们保健理念中树立科学的养生观，将养生运用到日常生活中，这样既能大力弘扬中医养生思想，又能让广大国人终身受益。

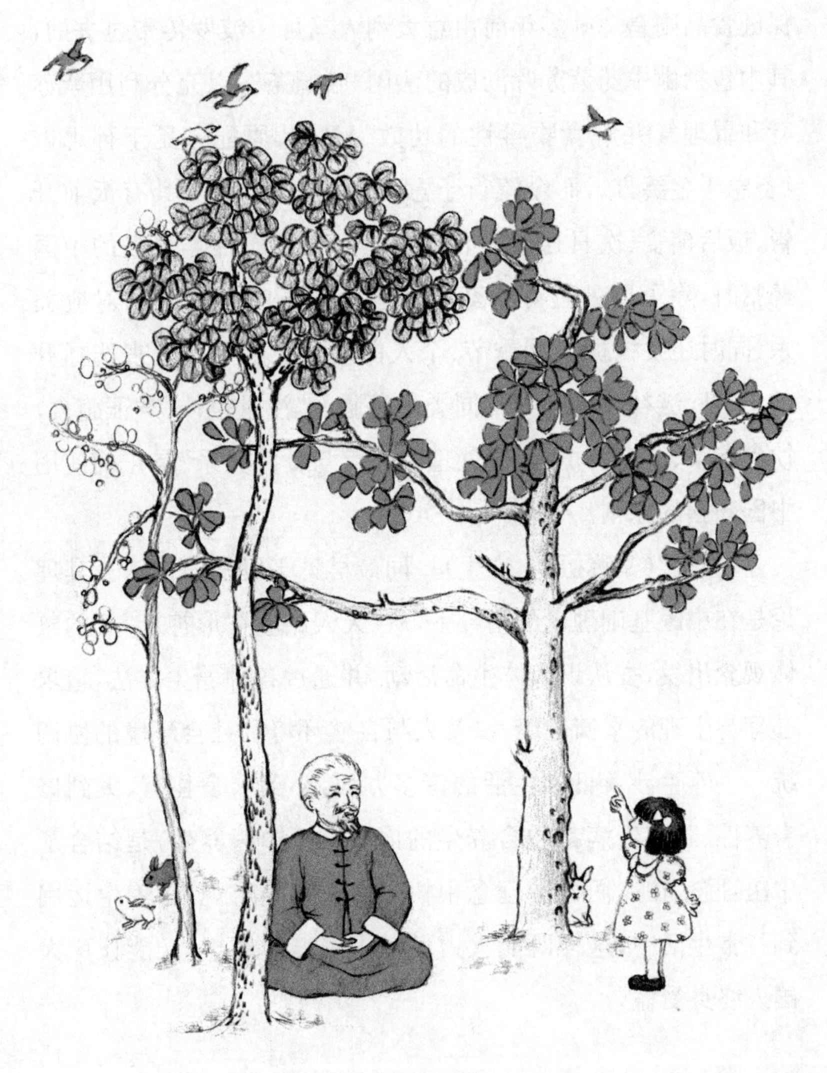

图 6　天人合一

中医养生之一天篇

《易经》云“天人合一”，指出人与天地相应相关。反映在中医理论中，即认为人与自然界是统一的整体，自然界的年、季、日、时的周期变化，对人体均有相应的周期性影响。自《黄帝内经》开始，已认识到人体气血运行改变与大自然昼夜晨夕、阴阳变化之间的关系，因此提出“法于阴阳，和于术数……度百岁乃去”这样的养生长寿理论。所谓法于阴阳，和于术数，即是指顺应天地自然阴阳盛衰、气机升降、气化开合等变化而采用合适的方法适时养生。

就一天而言，自然界一天之中阳气的盛衰是不同的，早晨阳气升，中午阳气盛，晚上阳气入，如《素问·生气通天论》云“故阳气者，一日而主外，平旦人气生，日中而阳气隆，日西而阳气已虚，气门乃闭。是故暮而收拒，无扰筋骨，无见雾露”，这是宇宙间万物包括人类在内必须顺应和遵循的自然规律，因此我们应该按照每天昼夜十二时自然界阳气运转节律的变化来调节自己的身体和生活。早晨太阳升起的时候，人们应该立即起床活动，以助阳气的生发；日暮阳气收藏的时候，就应及时休息安睡，以防阳气蓄积。“反此三时，开乃困薄”，如果违反阳气运行的规律而任意作息，身体就会困顿而衰败。

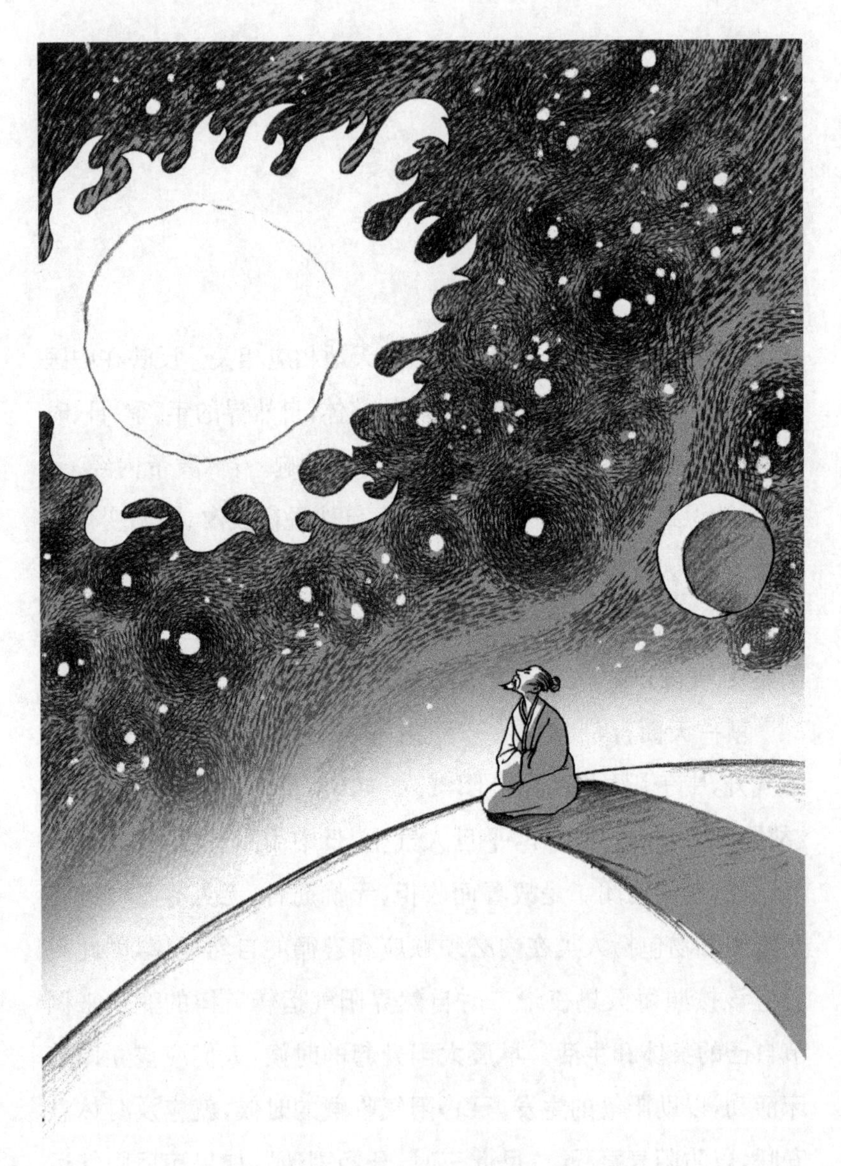

图 7　二六功课

就人体自身而言，人体内的经气就像潮水一样，会随着时间的变化，在各经脉间起伏流注，不仅四季的变换是一个完整的循环，一天 24 小时也是如此，不同的时辰有不同的养生方法，古代的中医养身学家根据昼夜阴阳变化的规划，制订了“十二时辰养生法”，明代石室道人称其为“二六功课”，清代医学家又称其为“十二时无病法”。

该方法将一天分为 12 个时辰，1 个时辰相当于 2 个小时，分别与十二地支相应，名为：子时、丑时、寅时、卯时、辰时、巳时、午时、未时、申时、酉时、戌时、亥时。12 个时辰与我们的五脏六腑及经络功能活动密切相关，每个时辰中，都有一条经、一个脏腑在“值班”，《黄帝内经》称之为“当令”。根据每个时辰所当令的经和脏腑特点，进行有的放矢的保养，在正确的时间做正确的事：好好吃饭、好好睡觉，供养好人体的真元之气，养生就会变得简单和事半功倍。以下将根据每个时辰的特点分别进行介绍。

子时(23～1 点)——
夜色深沉好入眠

子时又称夜半，指从夜晚 11 点至凌晨 1 点，此时与之对应的为胆经。《灵枢・营卫生会》曰：“夜半为阴陇，夜半后而为阴衰。”

就是说夜半为阴气最隆盛之时，阴极生阳，阳气始生，阴气渐衰。子时——阳初生，是阴阳转化的起点与界线。子时气血流注于胆经，足少阳胆经当令，胆内少阳之气升发。这个时辰是一天中最黑暗的时候，“重阴必阳”，天地之气从阴转阳，阳气刚刚开始生发，如同刚长出的嫩芽一般，刚刚生发起来的阳气还很微弱，最易受到影响，要保护这微弱的阳气，就千万不能去耗伤它。而此时在阴气笼罩下的任何活动，都需要调动自身的阳气与之对抗，因此减少阳气耗伤，最好的办法就是睡觉，通过睡眠将这点生机培养起来。

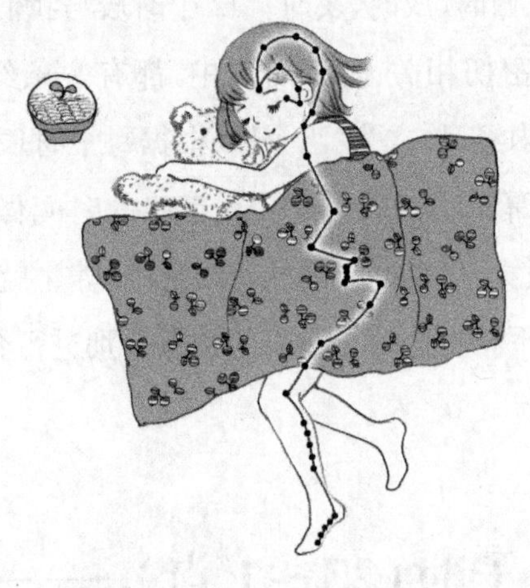

图 8　子时

《素问·六节藏象论》云：“凡十一脏，取决于胆也。”意思是说胆气若能顺利地升发，全身气血才能随之而起，人体的各个脏腑就会正常运行，人的状态就会很好。如果人们在子时因工作或学习而没能入睡，就会影响胆气的升发，从而出现皮肤粗糙、两鬓斑白、失眠焦虑等症状。另外，中医理论认为，“肝之余气，泄于明胆，聚而成精”。胆的聚精功能需在睡眠中完成，“胆汁有多清，脑就有多清”。子时前入睡者，晨醒后头脑清晰、气色红润，具有决断力。

因此，子时养生的重要原则就是在23点前睡觉，并要尽量舒服地睡觉，保持环境的安静，全神凝聚，不悲不喜，不念不妄，逐渐进入深度睡眠的境界。这样才能让阳气得到补养，在接下来的一天中让人精力充沛。人在子时通过睡眠把少阳之气养住了，对一天甚至一生都至关重要。

丑时（1~3点）——寐中酣卧肝藏血

丑时又称鸡鸣、荒鸡，指凌晨1点至3点，此时与之对应的为肝经。经过子时的养护，微弱的阳气在丑时开始逐渐升发起来。丑时气血流注于肝经，足厥阴肝经当令。中医认为“肝藏血”，此时人体的血液要归之于肝进行休整、补充，为第二天的工作养精蓄锐，养生的重点是如何使阴血迅速归之于肝。“人卧则血归于肝”，高质量的睡眠可以使人体的脏腑、气血得到充分休息和维护。

中医认为“肝主升发”，因此，丑时正是肝气升发的最佳时段。而肝脏的解毒、造血等功能，均是在这个时候进行。但这个时候的升发是以收敛、沉降为前提的，也就是说肝脏的工作是在人体休息的状态下进行的。因此，不熬夜并且进入深度睡眠，可以给肝脏提供一个安静的内环境，让它能够安心工作。

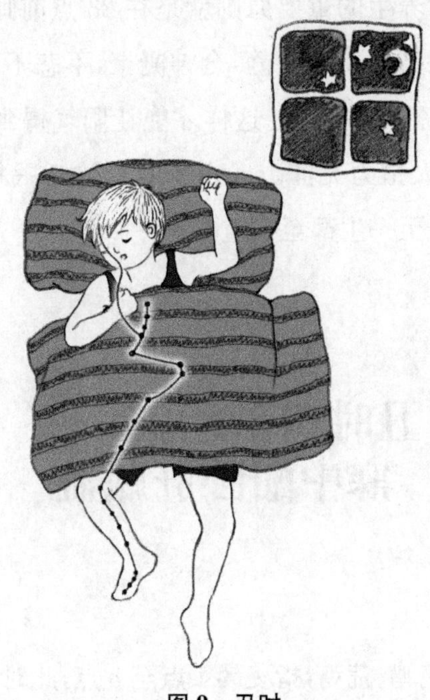

图 9　丑时

因此，丑时养生的重点在于保证肝经藏血的这段时间，人体应处于充分休息的状态，即在心情平和的状态下处于深睡眠状态。如果丑时不能入睡或睡眠较浅，肝脏还在输出能量维持人的思维和活动，就无法调节和疏导全身气血，为人体进行清洗工作及完成正常的新陈代谢，同时还影响肝经藏血，导致面色青灰，晦暗长斑，性情急躁，并且易生肝病。

寅时(3～5点)——动静转化入寐中

寅时又称平旦，指凌晨3点至5点，此时与之对应的为肺经。此时阳气开始旺盛起来，逐步达到阴阳平衡的状态。寅时气血流注于肺经，手太阴肺经当令。按照中医理论，肺经是人体经脉气血流注的起始经脉，肝在丑时把血液储藏并推陈出新之后，将新鲜血液提供给肺，通过“肺朝百脉”的作用送往全身。因此，寅时是人体气血从静变为动的开始，是转化的过程，也是肺重新分配气血的时候，此时人体应该处于熟睡状态。如果此时某一器官没有得到休息，为了维持它的正常运行，肺在进行气血分配时就不得不多分配些给它，这样就容易造成气血分配不均。所以，此时不仅要睡，而且要深度睡眠，保证气血的平均分配。睡好寅时觉的人面色红润有光泽，精神也特别饱满，就是因为气血得到充分分配的缘故。

除了“肺朝百脉”的功能，寅时还是发挥“肺主宣降”功能的时候。在正常情况下，寅时应该是我们进入深度睡眠的时间。如果总是在寅时醒来，多是肺气不足或气血虚弱的表现。《黄帝内经》中提供了解决这种情况的一种方法：“……寅时面向南，净神不乱思，闭气不息七遍，以引颈咽气顺之。如咽甚硬物，如此七遍后，饵舌下津令无数。”演化至当代称为“赤龙搅海”法，即披衣面南盘腿而坐，双手握拳置于弯曲的膝盖上，双目微闭。用舌头在口腔中上下搅动并舔揉牙齿、牙床内外，通过刺激舌系带两边的金津、玉液两大穴位，以促进唾液的产生。唾液又称为“津”，中医有“津血同源”之说，通过刺激唾液的分泌，从而达到化生气血的功效。另外，也可按压肺经原穴太渊穴以保养肺经，称为“寅时醒来寻太渊”。

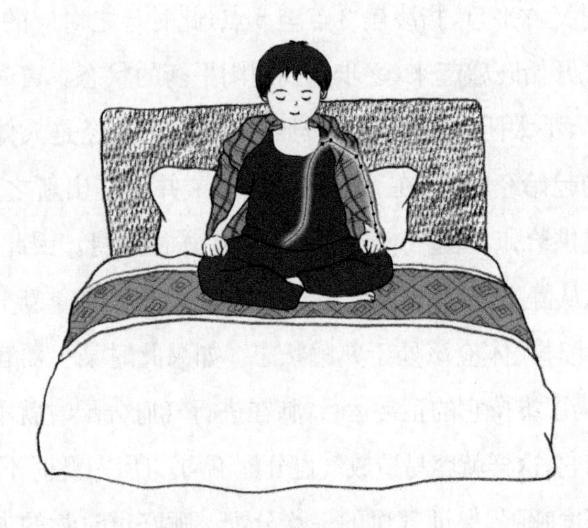

图10　寅时

寅时养生的重点是保证高质量的睡眠，同时只有气血旺盛，寅时才能睡得熟，晨起面色红润、精力充沛。如果你在这个时间段突然醒来或是出现大汗淋漓的现象，那是体内气血不足或出现健康状况的信号，要尽早去就诊。另外需要特别注意的是，寅时人体体温最低，血压也最低，脉搏和呼吸都处于最弱状态，脑部供血最少，此时值夜班的工作人员易出差错，重病患者也更易出现死亡，必须引起足够重视。

卯时（5～7点）——天门地户齐开放

卯时又称破晓，指上午5点至7点，此时与之对应的为大肠经，为阳气逐渐强盛，阴气衰弱之时。卯时气血流注于大肠经，手阳明大肠经当令。中医认为“肺与大肠相表里”，肺将充足的新鲜血液布满全身后，促进大肠进入兴奋状态，完成吸收食物中的水分和营养、排出糟粕的过程。此时大肠蠕动加快，有利于大便的排泄。古语里把早晨称为天门开，那么相对而言，地户也要开，地户在中医里就是指魄门，即肛门。所以卯时排便是顺应人体气机走势的一种自然反应。

卯时天色将明，脏腑之阳气上升，正是起床之时。如果惯于睡懒觉，当起而不起则不能养体内升发之气。正确的方法是在晨光初放时即起床锻炼，如叩齿300次，转动两肩，活动筋骨；并将两手搓热，擦鼻两旁，熨摩两目六七遍，揉搓两耳五六遍，再以两手抱后脑，手心掩耳，用食指弹中指，击脑后各24次，名为“鸣天鼓”。

卯时养生重点在于随天色起床，迎合“日出而作”之节律，

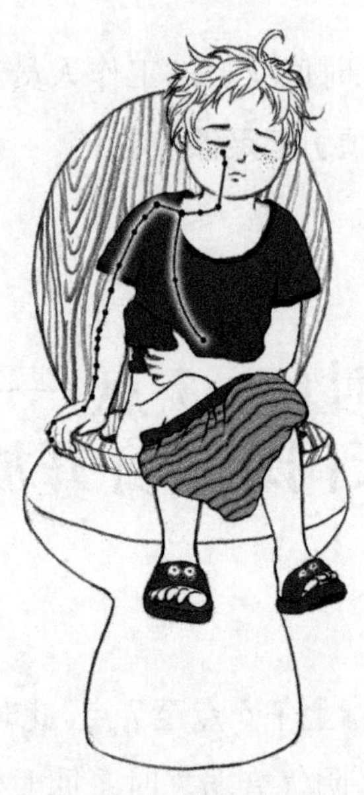

图 11　卯时

空腹喝水，排出毒素。尤其是顽固性便秘的患者，应顺应天时在此时养成定时排便的习惯。

辰时（7～9 点）——早餐食粥养胃气

辰时又称食时、早食，指上午 7 点至 9 点，此时与之对应的为胃经，是古人吃早饭的时间。这个时辰是天地间及人体阳气趋于旺盛的时刻。辰时气血流注于胃经，足阳明胃经当令。“胃主受纳，腐熟水谷”，胃是人体对食物进行消化吸收的重要脏器，胃经当令之时，也是脾胃消化功能最强的时刻。按照人体的自然规律，这时就应该吃早餐，以让胃经“有活干”。古人命名“食时”就是想提醒我们，一到这个点，你就该吃早饭了。因为经过一晚的消耗，胃已经排空了。辰时气血正好流经此处，它必须“工作”，因此迫切地需要食物。所以此时进食，就是配合胃的工作，可以起到很好的养胃效果。

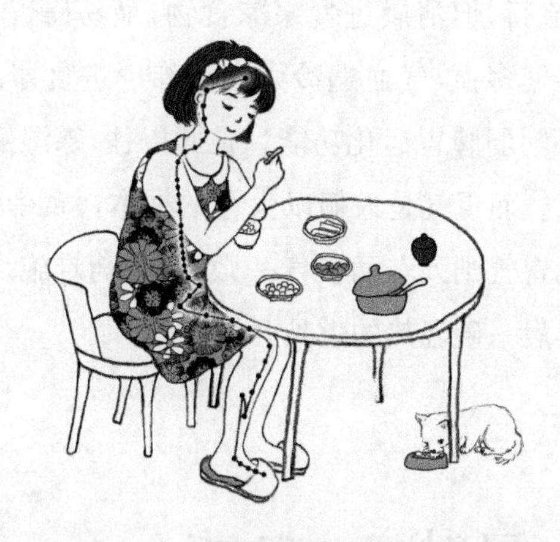

图 12　辰时

若辰时不吃早餐，胃长时间处于饥饿状态，到了胃经“值班”时无事可做，只能进行空运化，会造成胃酸分泌过多，从而出现胃炎、胃溃疡等疾病。而早餐又是大脑及全身一天活动的能量之源，长期不吃早餐，脾胃气血生化乏源，会影响到人的精力和体力，使人倦怠疲劳、精神不振、反应迟钝，造成亚健康状态及各种疾病。

辰时养生的重点是及时吃早餐，以保养胃气。胃有自己的喜好，所以吃早餐时，一定要投其所好。胃"喜温恶寒"，又"喜润恶燥"，胃喜欢温润的食物，于是粥品便成了最佳选择。而清粥小菜的"中国式"早餐最适合中国人脾胃，如《医学入门》言"盖晨起食粥，推陈致新，利膈养胃，生津液，令人一日清爽，所补不小"。可见，清晨来一碗稀粥，可以让人一整天都焕发神采。

随着现代生活节奏的加快，贪凉饮冷的西式早餐在年轻上班族中逐渐流行，但清晨进食寒凉食物，最易碍胃。因为胃经为阳明经，多气多血，气血遇冷则会凝滞。进食寒凉则脾胃气血凝滞，势必削弱脾胃运化功能。长此以往，寒湿停聚，影响食欲，损害胃气。而胃气是人赖以生存的根本，《黄帝内经》云"有胃气则生，无胃气则死"，而胃气一败，则百药难施。所以，养护胃气，应从早晨一碗温热的粥品开始。

巳时(9～11点)——平心静气助运化

巳时又称隅中、日禺，指上午9点至11点，此时与之对应的为脾经。这个时辰是天地和人体阳气最为隆盛之时。巳时气血流注于脾经，足太阴脾经当令。脾五行属土，土位居中央，四方兼顾，可生化万物。“脾主运化”，脾与胃一起，共同参与饮食的消化吸收，通过卯时胃的“受纳”和“腐熟”，巳时脾经当令，正是消化和吸收营养的最佳时间。例如，《素问·灵兰秘典论》云：“脾胃者，仓廪之官，五味出焉。”早餐在这个时候被消化吸收，其中的营养物质输送到全身各个脏器。脾的功能好，全身能够得到充足的营养，则脑力充沛，身体健康，不易得病。

“脾气散精”，由于脾的运化和传输营养物质，巳时也是大脑最具活力的时候，是人一天当中的第一个“黄金时间”。这个时候，上班族工作效率最高，学生记忆力最强，老年人锻炼体力最充沛。所以在这个时段，正确的养生方法是：或读书，或写作，或种菜，或养花。疲倦时即闭目静坐养神或叩齿咽津数十口。对年老气弱之人，则不宜高声与人长谈以免耗气，须“寡言语以养气”。

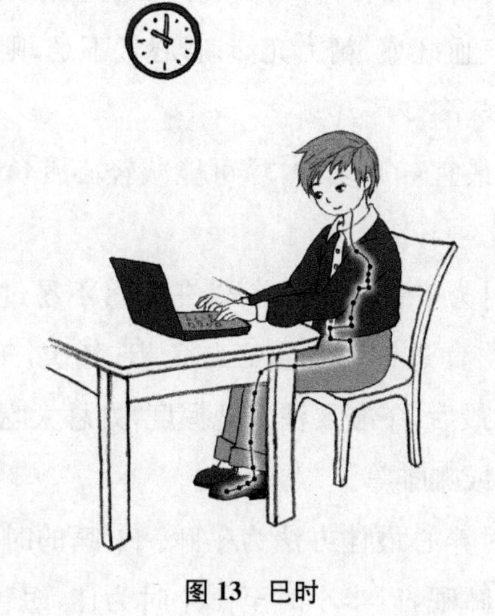

图 13　巳时

巳时养生的重点是帮助脾脏顺利完成气血生化及营养全身的功能,尽可能减少妨碍脾之运化功能的因素。中医认为"思伤脾",所以要戒焦戒虑而固护脾气,以免思虑过度有耗伤脾气之虞。

午时(11~13点)——养心安神葆健康

午时为日中,又称中午,为11点至13点,此时与之对应的为心经。在一天之中,午时阳气最盛,此时为心经当令。中医学认为,"心者,君主之官,神明出焉",心主血脉,心主神明。若心气充足,则气血旺盛,精力充沛;若心气不足,则表现为胸闷、呼吸欠畅、失眠、多梦等。

心经养生最宜养心安神,尽可能减轻心脏负荷,主要体现在以下两方面。

其一,午时为午餐时间。首先,午餐量不易过大,以七八分饱为宜,切忌饮食过饱而加重心脏负担;其次,午餐要注意营养,荤素搭配;最后,午餐要注意把握度,尤忌大吃大喝,忌肥甘厚味,酒、浓茶或咖啡等。

其二,午时养心最佳方法为午睡。午睡的时间不宜过长,以免影响夜间睡眠,以半小时至1小时为佳,短暂的午睡可迅

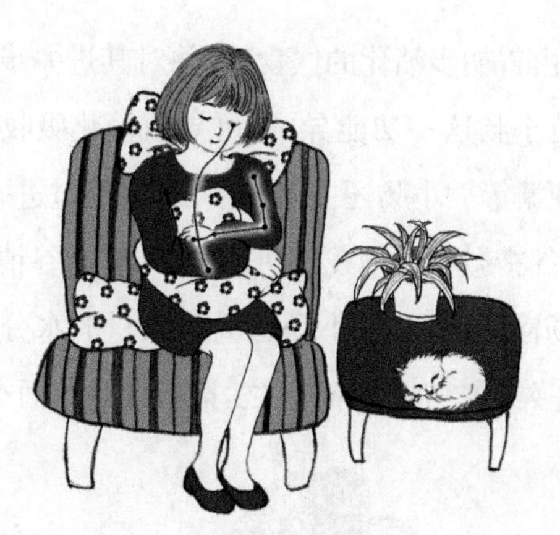

图 14　午时

速恢复上午耗失的精力。需注意的是，很多上班族因条件所限，常采取趴在桌子上午睡的方式，此极易导致局部受压后血流不畅，且因入睡后长期间保持不正确姿势而导致颈肩等不适，故午睡仍建议尽量以仰卧为主，在使全身尽可能放松的同时，可以保持大脑和肝脏的充足血供。

未时(13～15 点)——午餐得宜护消化

未时又称日昳、日跌，为 13 点至 15 点，此时与之对应的为小肠经。中医学认为，"小肠者，受盛之官，化物出焉"。小肠主受盛和化物，接受由胃初步消化的饮食物，并对其进一步消化，将水谷化为精微。若小肠这一功能异常，可导致消化吸收障碍，表现为腹胀、腹泻、便溏等。小肠还主泌别清浊，将经过进一步消化后的食物，分为水谷精微和食物残渣两部分，并将水谷精微吸收，将食物残渣向大肠输送。同时，小肠也吸收大量的水分，如小肠的泌别清浊功能正常，则二便正常；反之，则大便稀溏而小便短少。

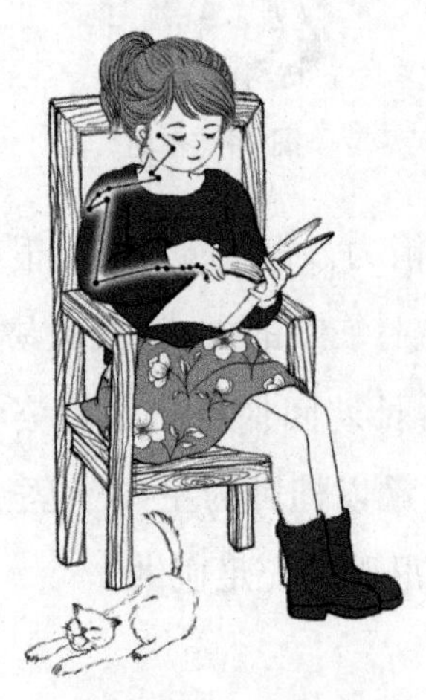

图 15　未时

未时小肠经的功能最为旺盛，故其养生重点在于保护小肠的消化功能，主要体现在以下两方面。

其一，要保证午餐时间，做到饮食有规律，务必在 13 点之前吃完午餐，同时注意午餐不过饱、不油腻，少食或忌食辛辣生冷等，以免影响小肠的消化功能。

其二，小肠的受盛和化物，将食物进一步消化为水谷精微和食物残渣，水谷精微会被吸收进入血液循环，而食物残渣和多余的水分会被输送至大肠和膀胱。此时血液的浓度会相应增高，体内水分减少，故此时适合饮水，以补充消化代谢流失的水分，保护血管，预防血液黏稠度增加，从而保护小肠功能，并起到保养生息的作用。

申时（15～17点）——加强饮水利膀胱

申时又称晡时、夕食，为15点至17点，此时与之对应的为膀胱经。中医学认为，"膀胱者，州都之官，津液藏焉"。其主要功能就是储存和排泄尿液。若膀胱经功能失常，则可表现为排尿不利，甚或浮肿等。

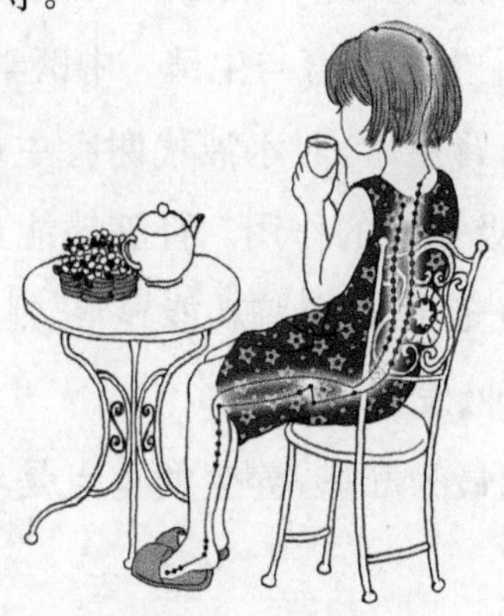

图16　申时

申时膀胱经功能最为旺盛，故养生的重点为多饮水，主要特点表现在以下两方面。

其一，多饮水可促进尿液排泄，将体内的代谢废物排出体外。

其二，膀胱经上通于脑，且此时经过午时的休息及未时小肠消化吸收的营养物质供给，精力会极为充沛，有利于高效的学习和工作。若此时自觉头脑不清晰，记忆力下降，并出现头晕脑胀等症状，则可能为膀胱经功能异常。

酉时(17～19 点)——养肾藏精复体力

酉时又称日入、傍晚，为 17 点至 19 点，此时与之对应的为肾经。肾主藏精，主生长发育与生殖。中医学认为，肾为“先天之本”“封藏之本”；肾主水，对水液代谢有主司和调节作用；肾主纳气，有避免呼吸短促的作用。肾脏功能正常，则人体格健壮，神采奕奕，精力充沛；若肾脏功能异常，则可表现为腰酸、腿软、乏力、喘促、浮肿、发育不良等。

酉时肾经功能最为旺盛，养生的重点是养肾，应注意以下两方面。

其一，酉时阳气开始收藏，多为日暮，为全天中工作学习结

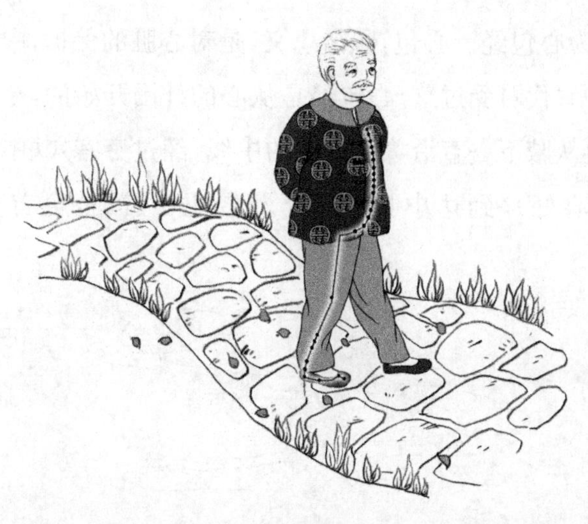

图 17　酉时

束的时间，最宜放松休息，以封藏精气，恢复体力。此时切忌剧烈运动，更忌过劳等。

其二，酉时为晚餐时间，“后天养先天”，应按时晚餐，晚餐尽量在 19 点之前完成，不宜过饱，饮食以清淡为主，饭后可闲庭信步以休养生息。

戌时(19～21 点)——贻情养心护心包

戌时又称黄昏、日暮，为一更天，为 19 点至 21 点，此时与之对应的为心包经。心包，顾名思义，是对心脏的保护，中医学认为心包乃“代君受过”。心包经是从心的外围开始的，至腋下三寸处，再从腋下一直沿着手前臂的中线，经过劳宫穴（中指弯曲所指手心处），到达中指。当外邪侵犯心脏时，会首先侵犯心包。

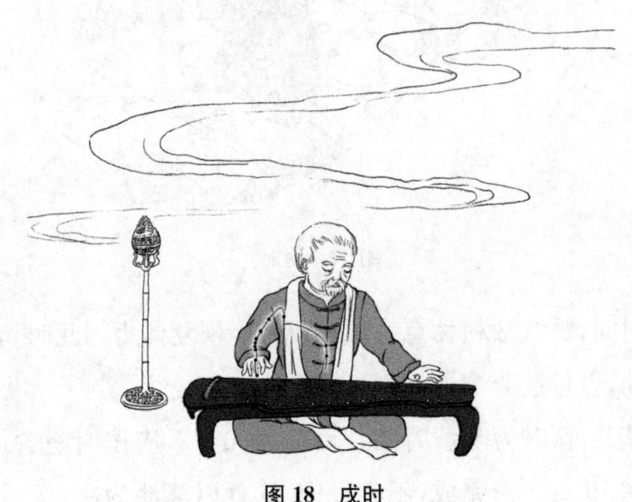

图 18　戌时

心包经的养生重点在于养心，主要表现在以下三点。

其一，酉时的晚餐对全天的体能进行补充后，此时可进行散步、听音乐等，放松心情，尽可能保持心情愉悦，避免伤心。

其二，若有心慌、气短、胸闷、乏力等心气不足的症状，更应注意休息，放松减压，并可通过敲打按摩心包经穴位来改善。

其三，可适当饮水，以补充食物消化导致的水液流失和血液浓度增加，从而补充阴液和保护血管功能，但注意不要过量，以免加重肾脏及膀胱负担，影响晚间睡眠。

亥时(21～23点)——心境安然入寐中

亥时又称人定、定昏，为二更天，为21点至23点，此时与之对应的为三焦经。三焦具有主持诸气、疏通水道、通百脉的作用。亥时自然界和人体阳气处于封藏状态，此时应进入睡眠状态，有助于水谷、诸气运行，百脉通调，阴阳和合，延年益寿。

故养护三焦最好的方法是睡眠，通过良好的睡眠以恢复全天消耗的精力和体力，为开始第二天的生命活动储备能量，需

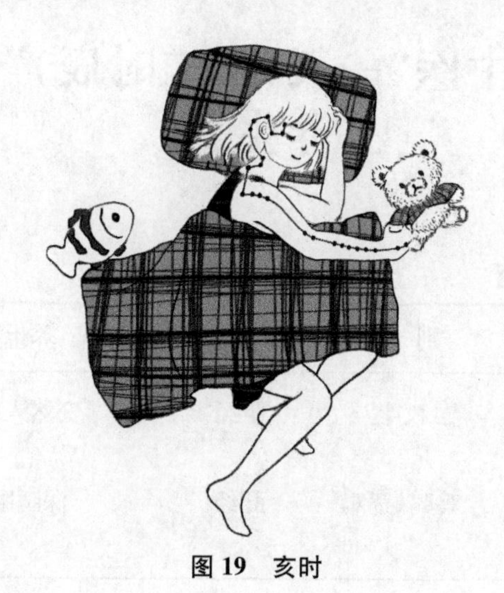

图19　亥时

注意以下三点。

其一，营造良好的睡眠环境，避免打闹、大笑、生气、悲伤、哭泣等，要尽量保持心境平和，排除杂念，还可以用热水泡脚，疏通经脉，以利于安然入睡。

其二，睡姿以右侧卧位为佳，心脏在上，从而不受压迫；心脏位于胸腔左侧，左侧卧位因压迫心脏易导致血液循环不畅，故尽量不采用左侧卧位；仰卧位睡姿也比较常见，其优点是不压迫任何脏腑器官，缺点是易导致舌根下坠，阻塞呼吸，打鼾和呼吸道疾病患者尤应避免。

其三，注意冷暖调试，避免过冷或过热，影响睡眠质量。另外，睡前少饮水或不饮水，以免憋尿。

中医“一天（十二时辰）”养生表

十二时辰	别　名	对应经络	养生重点
子时（23～1点）	夜半	胆经	安然入眠状态
丑时（1～3点）	鸡鸣、荒鸡	肝经	深睡眠状态

续 表

十二时辰	别 名	对应经络	养生重点
寅时 （3～5点）	平旦	肺经	高质量熟睡状态
卯时 （5～7点）	破晓	大肠经	起床，规律排便
辰时 （7～9点）	食时、早食	胃经	营养早餐，养护胃气
巳时 （9～11点）	隅中、日禺	脾经	脾胃运化中，勿过于思虑
午时 （11～13点）	日中、中午	心经	午餐勿过饱，午睡养心神
未时 （13～15点）	日昳、日跌	小肠经	午餐时间勿超过13点，适时饮水
申时 （15～17点）	晡时、夕食	膀胱经	多饮水，促排尿
酉时 （17～19点）	日入、傍晚	肾经	晚餐，休养生息助养肾
戌时 （19～21点）	黄昏、日暮	心包经	休息放松，养心神
亥时 （21～23点）	人定、定昏	三焦经	良好睡眠，护三焦

中医养生之一年篇

春季养生——护阳防风疏肝气

春季是指从立春至立夏，包括立春、雨水、惊蛰、春分、清明、谷雨六个节气。

春为四时之首，万象更新之始，正如《素问·四气调神大论》指出："春三月，此谓发陈。天地俱生，万物以荣。"春季养生须顺应春天阳气升发、万物始生的特点，注意保护阳气，着眼于一个"生"字。

一、起居

1. 睡眠

春季睡眠应遵循"夜卧早起"，即晚睡、早起，外出散步，适度减少睡眠时间，增加运动时间，以汲取大自然的活力，使人保持旺盛的精力。一日之计在于晨，《黄帝内经》有云："夜卧早起，广步于庭，被发缓形，以使志生。"人体阳气的生发和闭藏，与睡眠密切相关。当我们清醒时，阳气行于表，行于外。当我们入睡时，阳气行于内，行于脏。因此，睡眠过多，易使人体的阳气郁滞体内，不利于"春夏养阳"。但是我们要注意的是，晚睡应不晚于 23 点，早起最好不要早于晨 5 点，否则也不利于健康。总之，春季睡眠宜“按时入睡，过时不候，午睡一刻钟，能夜补一小时，体脑并用，形与神俱，精神乃治”。

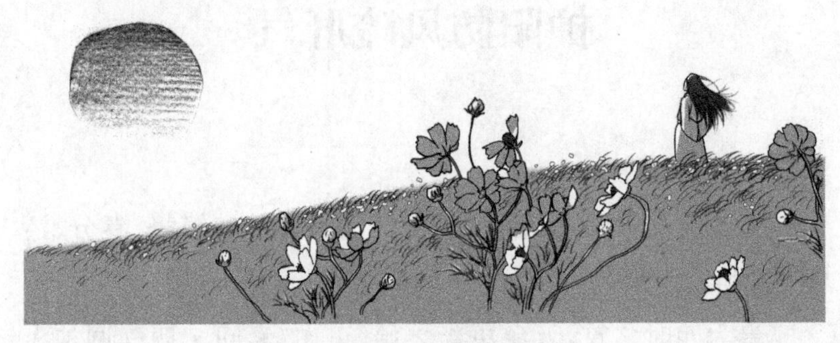

图 20　春日缓行

2. 衣着

春季冷暖交替、乍暖还寒，早、晚温差较大。故春季穿衣宜早、晚增衣，中午减衣，常备棉衣，遇冷用之。衣着款式应宽松舒展，有利于气血循环，促进阳气升发；衣料选择以保暖、柔软、透气、吸汗为原则，纯棉织品吸湿性好，不易过敏，是春季首选；色泽选择符合春天的热烈、明快的特点，如红、橙、黄暖色系适合青年人，绿、蓝、紫冷色系适合中老年人。

3. 春季应注意防寒

春季气候变化较大，极易出现乍暖还寒的情况，加之人体腠理开始变得疏松，对寒邪的抵抗能力有所减弱。所以春天不宜顿去棉衣，特别是年老体弱者，减脱冬装尤宜审慎。《备急千金要方》主张春时衣着宜“下厚上薄”，既养阳又收阴。《老老恒言》亦云：“春冻未泮。下体宁过于暖，上体无妨略减，所以养阳之生气。”

4. 春季应注意防风

风为春季的主气，因此在多风的春天更要防止风邪致病。现代医学解读“风为百病之长”，认为风邪是指细菌、病毒等引起疾病的因素，可通过侵犯呼吸道引起感冒、支气管炎、哮喘等疾病，甚至诱发冠心病、脑卒中等心脑血管病变。所以我们提倡室内白天通风，注意室内空气新鲜，阳光充足，但夜间一定要关好门窗，不要让虚邪贼风侵入。另外，也要适当增加营养，增加蛋白质和维生素的摄入，以增强人体抵抗力，抵御风邪。

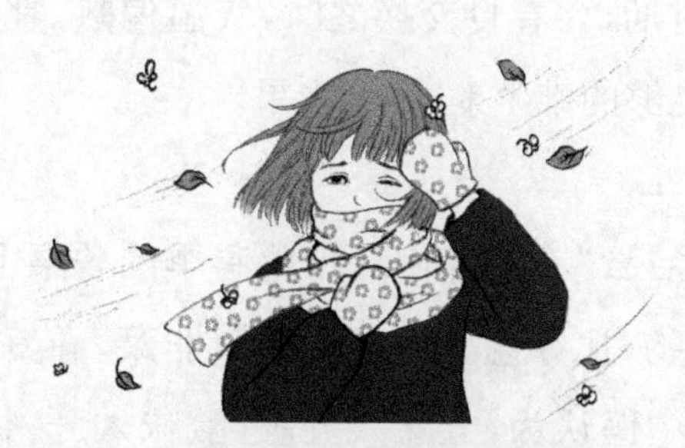

图 21　飞花飘絮易过敏

春天大气流动快，空气中如花粉、灰尘等浮游物也随之增加，过敏体质的人要切记戴口罩出门。

二、饮食

春季饮食应营养平衡，宜温热，忌生冷，少吃肥肉等高脂肪食物，多食蔬菜，多饮水，强调蛋白质、碳水化合物、维生素、矿物质要保持相对比例，防止饮食过量、暴饮暴食。

春为肝气当令，肝气旺于春季。五行学说认为，肝属木，脾属土，木土相克，肝旺可伤及脾，影响脾的消化吸收功能，而脾胃为后天之本，是人体气血生化之源，脾胃之气健旺，人可延年益寿。《摄生消息论》云："当春之时，食味宜减酸增甘，以养脾气。"故春季饮食的一般原则为养阳、疏肝、健脾。

1. 日常饮食宜忌

早春时期，为冬春交换之时，宜进食偏于温热的食物，注意补充足够的蛋白质，多食牛奶、猪牛羊瘦肉等；春季中期，为天气变化较大之时，气温骤冷骤热，宜增加蔬菜的食量，减少肉类的摄入；晚春时期，为春夏交换之时，气温偏热，宜进食清淡食物，注意补充足够的维生素，多吃水果。

2. 食疗养生

《黄帝内经》云"春夏养阳"，据此春季的餐桌上，应多一些温补肾阳的食物，比如葱、姜、蒜、香菜、韭菜、春笋、菠菜、黄豆芽、绿豆芽等；中医认为，五味入五脏，酸味入肝、甘味入脾，故春季应少食酸味之品，以防肝气过于旺盛，而甜味的食物入脾，可适当多吃，如大枣、山药、锅巴、蜂蜜等；对于过敏体质的人，应禁食刺激性食物，如羊肉、蟹等。

3. 茶饮养生

春天气候多变，可多饮花茶，以散发冬天积于体内的寒气，助益升发阳气。例如，茉莉花茶清热去火，健脾安神；菊花茶疏

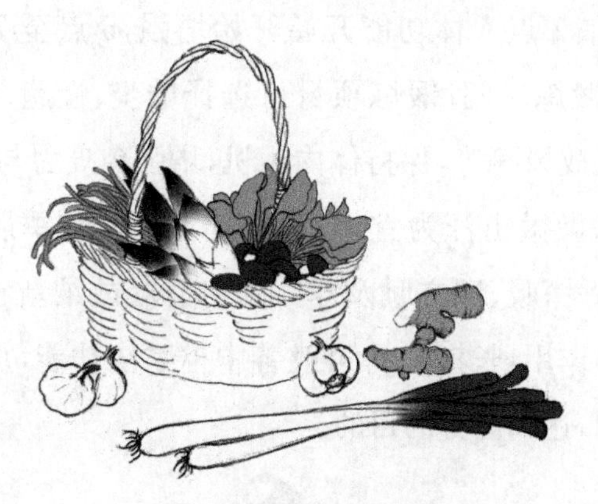

图 22 春天的生发食物

风清热，平肝明目；玫瑰花茶养血柔肝，宽胸理气。

三、情志

五行中，春属木，与肝相应。肝主疏泄，在志为怒，恶抑郁而喜条达。故春季养生，既要力戒暴怒，又忌情怀忧郁，要做到心胸开阔，乐观愉快，对自然万物要“生而勿杀，予而勿夺，赏而勿罚”。在保护生态环境的同时，培养热爱大自然的良好情怀和高尚品德。在鸟语花香、春光明媚、风和日丽的春天，应该踏青问柳，登山赏花，临溪戏水，行歌舞风，陶冶性情，使自己的精神情志与春季的大自然相适应，充满勃勃生气，以利春阳生发之机。

四、运动

春季运动要注意防寒保暖，健身时间可选择下午 2 点至 8

点，因为下午2点人体功能开始开始增强，5点至7点达到最佳，为最佳锻炼时间；锻炼项目可选择散步、慢跑、体操、太极拳、八段锦、放风筝等，保持体内生机，增强免疫力与抗病能力；锻炼强度以微微出汗为宜，以免损伤阳气。春季晨起宜伸懒腰，配合深呼深吸、四方眺及净大便可有吐故纳新、行气活血、通畅经络的作用，长期坚持可改善中枢系统功能，加强各器官的协调作用，达到健身的目的。

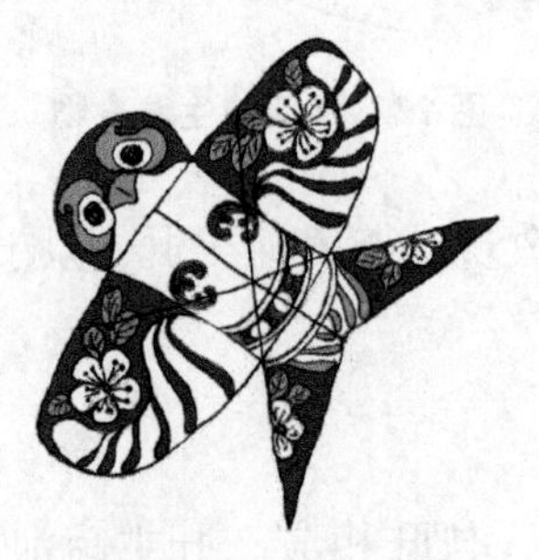

图23 风筝

五、季节防病

1. 预防风病

春季由寒转暖，温热毒邪开始活动，致病细菌、病毒等，随之生长繁殖，因而风温、风湿、温毒、瘟疫等，包括现代医学的流感、肺炎、麻疹等传染性疾病多有流行。我们应注意做好预防措施，如消灭传染源、室内通风、加强锻炼等；或可服用板蓝根、贯众、蒲公英等清热解毒之品，以预防外感热病；或可自行选取足三里、风池、迎香等穴进行保健按摩，可增强机体免疫功能；

或以醋熏蒸室内，以杀毒灭菌，净化空气。

2. 预防过敏

阳春三月，万物生发，鸟语花香，易引发过敏性疾病。要预防该病，首先要尽量避开过敏原，其次从衣着上，应选择透气、纯棉衣物，远离化纤及蕾丝；饮食上要注意营养均衡，少食油腻、辣食等刺激性食物和烟、酒，少食虾、蟹等发性食物，多食维生素丰富的食物，如水果、蔬菜、麦类食物和绿豆；从居住环境上宜勤换床上用品和勤晒被子，不宜在室内种植开花类植物，要定期除尘及通风换气，通过各种措施把室内的尘螨浓度降到最低；从行动上宜尽量减少户外活动，出门戴上口罩和手套。

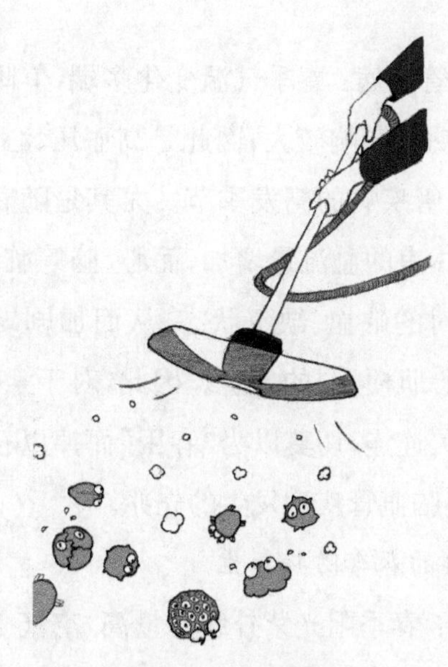

图 24 灰尘和螨虫

建议可以将乌梅、甘草煎水代茶饮，改善过敏性体质。

3. 慢性病患者的春季防病养生

(1) 慢性胃病：春季随着气候转暖，机体代谢增加，相应的胃酸的分泌也会增加，从而会诱发慢性胃病特别是溃疡病的复发。从中医角度而言，春季与五脏中的“肝”相对应，肝的“疏发”功能在春季时也更为活跃，因此很容易发生肝气过旺，肝气横逆犯脾，对脾胃产生不良影响，这正是慢性胃炎、胃溃疡等疾病在春季容易复发的原因之一。因此对于慢性胃病的患者需合理膳食，可以多吃一些性味甘平的食物，如瘦肉、蛋类、牛奶、蜂蜜、豆制品、新鲜蔬菜、鲫鱼、胡萝卜、苹果、怀山药等。与之相反，一些酸味食品如山楂、酸枣、柠檬、乌梅等，应避免食用，以防引发旧疾。

(2) 心脑血管疾病：春季气温变化多端，乍暖还寒、忽冷忽热，对血管舒缩功能影响较大，因此是高血压、心脏病、脑血栓、脑卒中等心脑血管疾病的高发季节。尤其是随着气温回升，外周血管的舒张，体表的血流量增加，而心、脑等脏器血供会相应减少，会处于相对的缺血、缺氧状态，从而加剧缺血性脑病、缺血性心肌病(如心肌梗死)的发生。因此，对于素有心脑血管疾病的患者，若哈欠连连，切莫以为“春困”而掉以轻心，而忽视了可能是缺血性心脑血管疾病发生的先兆。

4. 特殊人群的春季防病养生

(1) 孕产妇：春季阳光紫外线含量高，空气干燥，孕产妇要注意皮肤护理，可适当蒸汽浴面，以增强血液循环，多食富含维生素A的蔬菜水果，如胡萝卜、橙子等，保证每天的饮水量。

春季空气湿度大，温度逐渐升高，有利于各种病毒的繁殖和生长，而且，春季天气多变，容易受凉，使孕妇感染病毒的机会增多。因此，孕产妇家中应经常打扫卫生，定期消毒，开窗通风，改善室内居住环境，减少细菌滋生，平时要多运动，多去空气新鲜处做有氧运动，适当锻炼身体以增强疾病抵抗能力。另外，街市是庞大的“病原体”，孕产妇尽量少逛街，出门戴好口罩，做好防护措施。

春天饮食应“省酸增甘，以养脾气”，孕产妇可多食山药和大枣，以健脾益气，补气养血，对孕产妇及胎儿都大有裨益。

(2) 幼儿：春季自然界阳气升发，幼儿又为纯阳之体，此时正是应该充养、保护体内阳气，使之充沛，不断旺盛起来的时候。

春季，我们应加强幼儿的活动量，每天保证足够的户外活动时间，让幼儿得到足够的日光照射，充分呼吸新鲜空气，多食富含钙质的食物，如芝麻、黄花菜、萝卜、胡萝卜、海带、虾皮、蘑菇、香菇等。

春季又是流感、手足口病的高发季节，要让幼儿养成良好的生活习惯，如勤洗手、不乱摸鼻子和眼睛、不随地吐痰等。惊蛰过后，以冷水洗脸洗鼻，增强幼儿鼻黏膜对冷空气的适应能力，增强抗病能力，或用盐水为幼儿漱口，以保持口腔清洁，或每天晨起少服盐水，对肠胃有清洁和清热解毒的功效；或以姜水浸脚，也可以用毛巾蘸姜水擦拭胸口和背部，这样可以增强幼儿的心肺功能，提高身体抵抗能力。

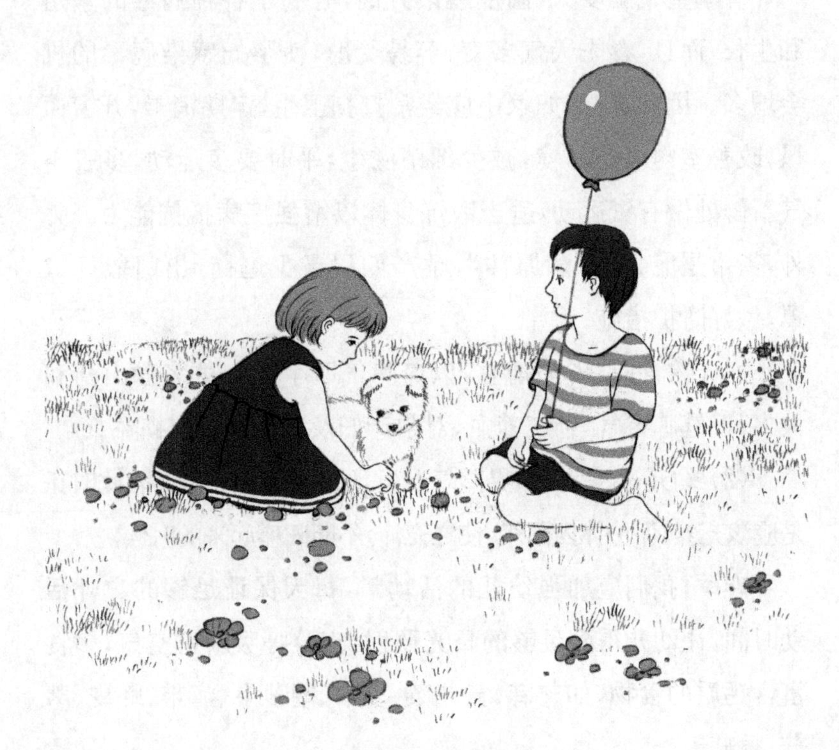

图 25　沐浴阳光

5. 春季养肝穴位

春季肝气旺盛而升发，如果肝气升发太过，或是肝气郁结，都易损伤肝脏，到夏季就会发生寒性病变。因此顺应天时变化，遵循“未病先防，有病防变”的原则，正是加强肝脏保健的好时令。

穴位按摩简单易行，操作简单，按摩肝经穴位，具有疏通经络、调整人体功能、祛邪扶正的作用。以下介绍三个简单的穴位，作为春季养肝日常保健。

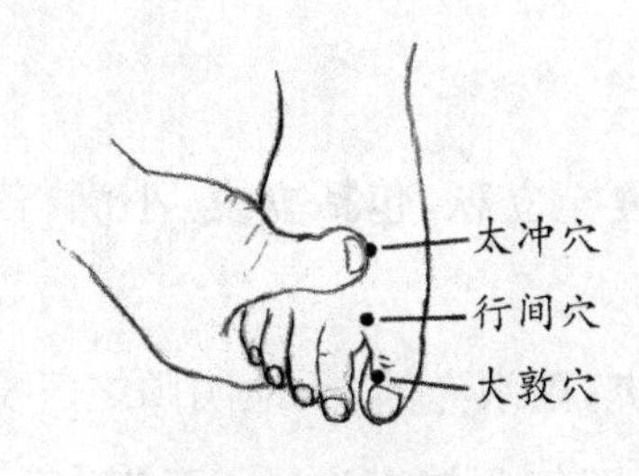

图 26　足三穴

（1）大敦穴：是肝经要穴，位于大脚趾内侧的甲根边缘 2 毫米处，自古以来被视为镇静及恢复神智的重要穴位。大敦穴可以按摩，也可以艾灸，能达到清肝明目、缓解情绪之功效，可使头脑清晰，神清气爽。

（2）行间穴：在第一趾与第二趾间，是一个火穴。肝属木，木生火，如果肝火太旺，可泻其心火，春天肝火盛，会出现压痛、口腔溃疡、舌尖长疱等症状，表明火已经从肝经进入到心经，此时宜多揉行间穴，可以把心火散出。

（3）太冲穴：位于足背侧，第一跖骨与第二跖骨结合部之前凹陷处，为人体第一大要穴，可比作人体的出气筒，多揉太冲穴，可以把人体的郁结之气最大限度地冲出去。

夏季养生——防暑安心勿贪凉

夏季为从立夏至立秋，包括立夏、小满、芒种、夏至、小暑、大暑。

夏季烈日炎炎，雨水充沛，天地阴阳之气交合，万物繁茂充实。正如《素问·四气调神大论》所言："夏三月，此谓蕃秀，天地气交，万物华实。"夏日养生须顺应夏季阳气盛于外的特点，注意养护阳气，顺应自然界阳盛阴衰的变化。

一、起居

1. 睡眠

夏季宜晚些入睡，早些起床，以顺应自然界阴阳消长的变化。居住的房间应尽量做到通风凉爽。11 点至 13 点为午时，为阳气最盛、阴气初生之时，夏季昼长夜短，天气炎热，睡眠又容易不足，所以午睡十分重要。一来可避免暑热过度，二来能够恢复体力。午睡应注意不要伏案而睡，以免压迫上肢和胸部，引起呼吸不畅、头颈部酸痛不适或肢体麻木。午睡不应迎风而睡，贪图凉快。

2. 衣着

夏日炎热，人体毛孔开泄，易受风寒湿邪侵袭，所以汗出较多时，衣衫应勤洗勤换。尽量选择宽松、透气、浅色的衣服，以便散热。纳凉、睡眠时，需要远离门窗缝隙，衣着应注意顾护腹部、腰背部，以防外邪侵袭而得阴暑证。

3. 夏季应注意防暑

阳气发泄，人体气血容易趋向于表，表现为皮肤松弛、毛孔开放而多汗。夏季阳气更盛，易伤津液，可出现出汗过多、胸闷不适、头晕恶心、体温升高，甚至昏迷。《素问·生气通天论》曰：“阳气者，烦劳则张，精绝，辟积于夏，使人煎厥。”说的就是

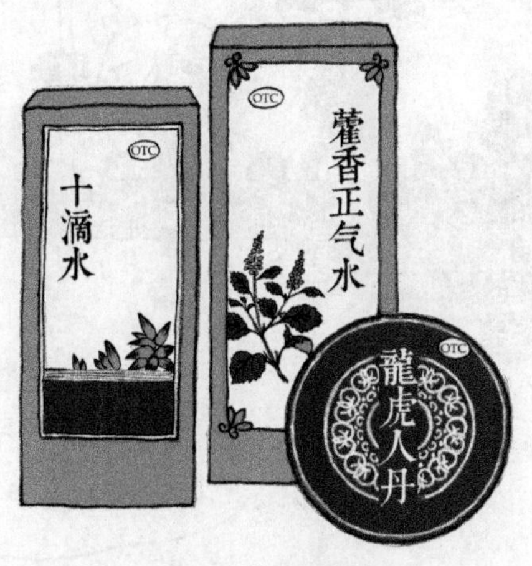

图 27　防暑药品

阳气亢盛，逢夏季之盛阳，阳亢无可制约，阳气上逆而昏厥。所以，夏季户外工作和体育锻炼应避免烈日当头，气温在35℃以上应避免长时间户外活动。

4. 夏季应注意防湿

夏季雨水充沛，酷热当头，水湿蒸腾。特别是江南的梅雨时节，此时因多阴雨而气候潮湿，湿气最盛，与暑热相合，故称“暑必夹湿”。暑湿容易侵袭人体而致病，如外感而致恶寒发热、汗出不畅、头身困重，又有脾喜燥而恶湿，暑湿易导致脾胃运化功能不

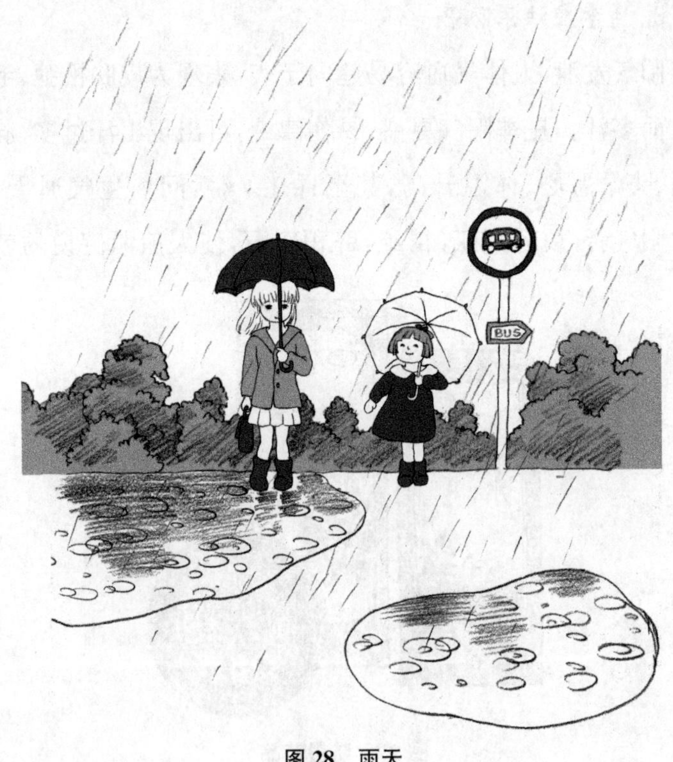

图 28　雨天

利，表现为食欲不佳、口中黏腻、神疲乏力、大便溏薄不畅。夏季防湿应注意不要贪恋潮湿阴冷之地、不要淋雨受凉、不宜夜晚露宿，可适当服用清暑化湿的中药，如藿香正气散等。

二、饮食

夏季气候炎热，一方面人的新陈代谢加快，另一方面人的脾胃功能相对较弱，这就要求饮食宜清淡、新鲜，避免油腻、粗硬、生冷的食物，并且要注意补充水分。另外，夏季致病微生物极易繁殖，食物容易腐败变质，一旦吃了被污染的食物，极易引发急性肠胃炎。《黄帝内经》中强调“食饮有节”，饮食有节制十分重要。

五行学说中认为，夏季心火当令。五行相克理论中认为，火克金，心火过盛则乘袭肺金，肺脏津液灼伤则宣发肃降不利，肺脏的生理功能受损。阴阳学说认为，夏月伏阴在内，饮食不可过寒。贪食寒物，则使脾胃功能受损，令人吐泻。所以，夏季饮食的一般原则为清暑、养肺、运脾。

1. 日常饮食宜忌

夏季应选择清淡、易消化的食物。西瓜、绿豆、酸梅汤是解渴消暑的佳品，但不宜冰镇食用。少吃油腻或煎炸的食品，少量多次饮水，不要过多喝冷饮，也不要多食冰激凌之类的食品。

2. 食疗养生

在夏季的餐桌上，可以选择药食两用的食材进行食疗养

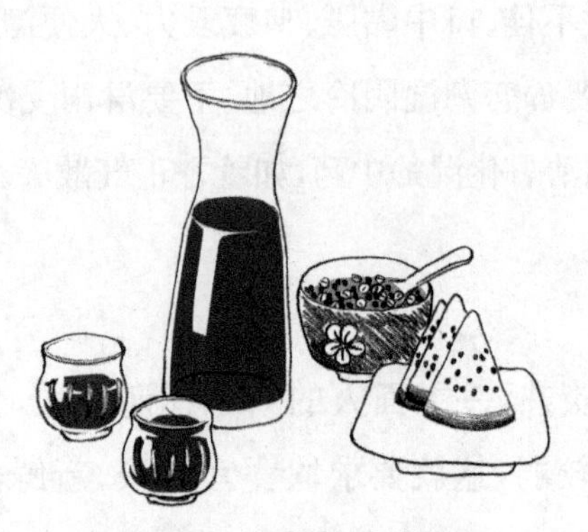

图 29 消暑清热的食物

生。具有化湿运脾功效的食材有薏苡仁、莲子、白扁豆、赤小豆、小米等;具有消暑清热功效的食材有冬瓜、丝瓜、芦根、绿豆、苦瓜等;具有益气养阴生津的食材有百合、鲜石斛、山药等。在夏季,如非治疗需要应慎用或忌用温补的食材,如桂圆、鹿肉等。

3. 茶饮养生

夏季易耗气伤津,可以适量频服具有养阴生津功效的茶饮,如西洋参茶、石斛茶、酸梅汤等。

三、情志

五行中,夏属火,与心相对应,所以在炎热的夏季应特别重视调养心神。所谓“心静自然凉”,夏季要注意保持心情愉悦稳定、快乐欢畅,培养乐观开朗的性格。切忌大悲大喜,遇事应胸怀宽广、不急不躁,这样有助于人体气机的顺畅。《素问·六节藏象论》中“心者，生之本……为阳中之太阳，通于夏气”，明代张景岳对此阐释为“人应以夏热之气养心”。《素问・上古天真论》曰“恬淡虚无，真气从之，精神内守，病安从来”。谨守虚无，心神宁静，这样外御内守，那么病邪不能损害机体。酷夏之时，可以练书法、下棋以怡情悦性，于曲径通幽、水木洁净处寄情山水、陶冶情操。

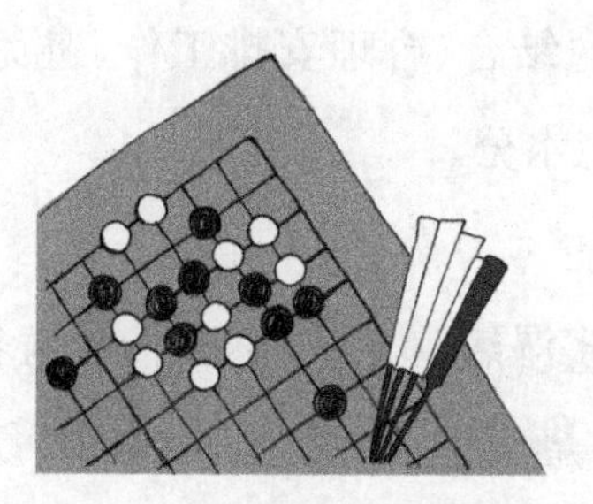
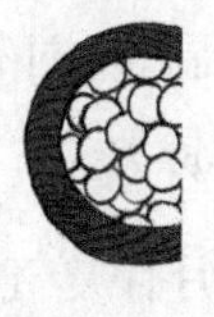

图 30　围棋一角

四、运动

夏季锻炼需要避免正午烈日，宜在清晨或傍晚凉爽时运动，不宜长途跋涉以防消耗体力太过。锻炼项目以有氧运动为主，可以选择慢跑、散步、八段锦、太极拳、太极剑、练功十八法等项目，锻炼强度以微微出汗为度。因为大汗淋漓，则汗泄太过，不仅伤阴，还损伤阳气。锻炼前不宜饱餐，不宜空腹；锻炼后适当饮用盐开水，补充水分。夏季最忌汗孔闭塞，如果立刻冷水冲凉，运动所产生的热量不能从汗而解，可能引起头痛、关节痹痛、心悸不适等病证。因此，锻炼后应稍作休息，再用温水冲洗或温水毛巾擦身。

五、季节防病

1. 预防暑热伤身

如果出现全身明显乏力、头晕、胸闷心慌、大量出汗、口渴恶心等症状，是中暑的先兆，应立即到通风阴凉处休息，喝淡盐开水或绿豆汤，注意劳逸结合、合理安排工作、避免烈日曝晒、注意室内降温、及时补充水分。

2. 驱虫辟秽

农历五月仲夏气候多湿热，蚊虫滋生，是传染病多发的时节。我国古代大部分地区有“烧艾避秽、佩兰为枕”的传统，之后逐渐演化为佩戴香囊。古时为保小儿健康，其家人将中药装进香囊，挂在小儿胸前、肩袖。装入香囊中的药材多数具有避瘟除秽、驱虫化浊功效，是预防蚊媒类传染病的方法之一。其中冰片、雄黄、白芷、藿香、丁香等具有驱蚊避虫的功效，陈皮、佩兰、菖蒲、砂仁等具有芳香化湿的功效。屈原笔下的《离骚》中“扈江离与辟芷兮，纫秋兰以为佩”，说的就是佩戴香草的习俗。

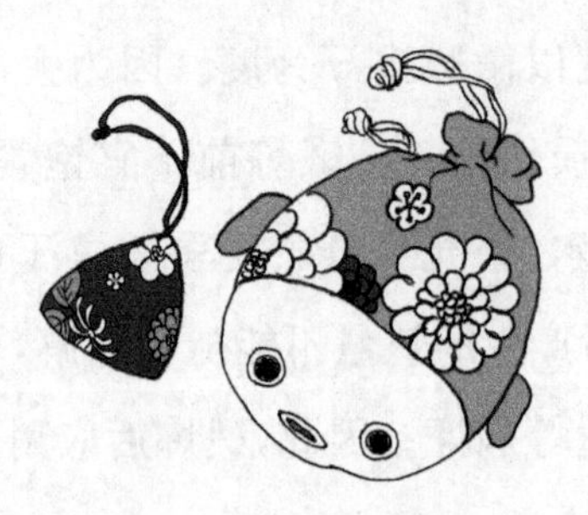

图 31　端午小香囊

3. 慢性病人群的夏季防病养生

(1) 糖尿病:《素问·生气通天论》指出“高粱之变,足生大丁”,后世多认为经常吃肥甘厚味,足以导致疔疮痈疖的发生。现代医学研究认为,糖尿病的发生与高糖、高脂肪饮食密切相关。糖尿病患者因其全身抵抗力较差,体内血糖偏高,大血管及微血管病变使动脉灌注不足,而致微循环血供不足,如果发生皮肤破损,不容易愈合,易发生溃疡,更易发生皮肤痈疖。糖尿病足是糖尿病一种严重的并发症,是糖尿病患者致残的重要原因之一。夏季人们衣着单薄,容易发生皮肤损伤,皮肤感染多发,是糖尿病并发症的好发时间段。糖尿病患者在夏季应控制血糖、注意防护,避免皮肤破损,选择合适的鞋子,注意皮肤清洁。

(2) 心脑血管疾病:夏季,人体阳气最易上浮,是心脑血管疾病的高发时节。原发性高血压患者多属于阴虚阳亢的状态,此时更易阳气外越不能节制。盛夏之时,使人大汗淋漓,如不及时补充水分,则可能导致血容量减少、血压剧烈波动。为保证人体重要器官的供血,心脏负荷因此加重,对于心律失常的患者而言,更是十分不利的。冠心病患者应随身携带速效救心丸、麝香保心丸等急救药物,对于心脑血管疾病高风险因素的患者而言,应避免长时间在烈日下活动。原发性高血压患者在夏季除了多补充水分、充分休息、监测血压、保持情绪稳定之外,最宜服用平肝潜阳、清热疏风的代茶饮,如白菊花茶、决明子茶、枸杞子茶、鲜石斛茶等。

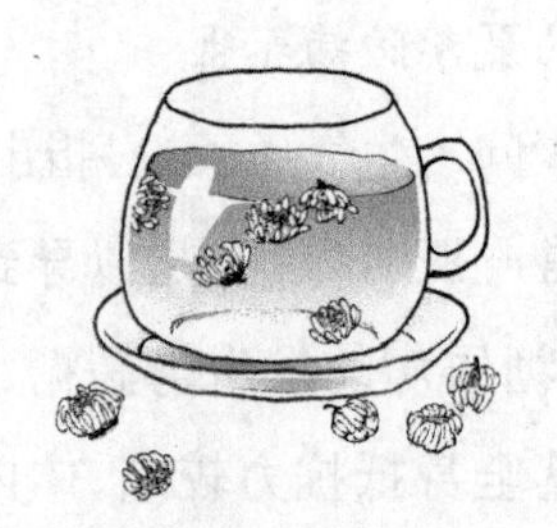

图 32 菊花茶

4. 特殊人群的夏季防病养生

(1) 孕产妇：妇女怀孕后，气血聚于冲任养胎，卫外功能低下，易为外邪侵袭致病。邪气迫伤于胎，可致各种胎儿损伤甚至流产。夏季应特别注意居室通风，避免长时间处于封闭的环境中。孕妇要科学地安排作息时间，规律的工作、学习与生活。生活环境宜幽静雅致，有利于稳定情绪，使胎儿能安其所居。孕妇保持良好的心态对养护胎儿有着重要的意义。夏季烈日炎炎，更需养胎以静，孕妇应保持心神宁静，气血平静，心情愉快，以期养胎，同时教胎。孕妇身体新陈代谢快，到了夏季更易出汗较多，气随汗出，体内脾胃功能相对较弱，除了需要及时补充水分之外，应选择甘凉、益气、易消化的食物，如瘦猪肉、鸭肉、冬瓜、芝麻、百合等以顾护胃气，而少吃辛辣刺激油腻的食物。妇女分娩时耗气失血，机体处于虚弱多瘀的状态，气虚则卫气不能固表，汗液较多，夏季气温较高，毛孔开放，容易感受邪毒。因此在夏季，产褥期妇女宜穿着宽松、柔软、透气的衣服，注意居室内空气流通，以减少出汗过度。经常温水擦身、淋浴，特别需要注意外阴的清洁，以预防产褥感染。

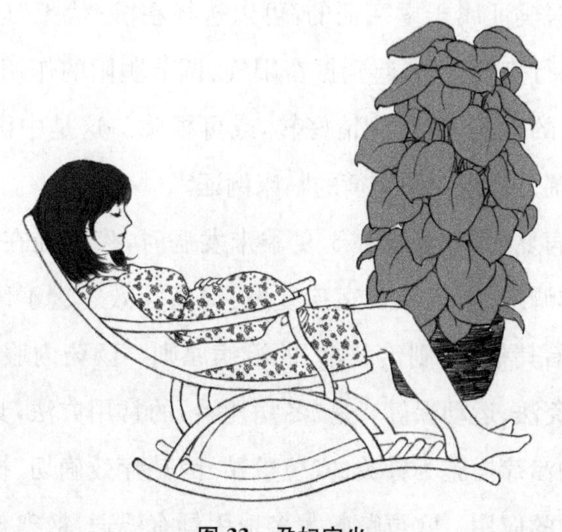

图 33　孕妇安坐

（2）幼儿：中医认为幼儿为纯阳之体，在夏季新陈代谢旺盛，出汗怕热，大量食用冷饮则脾胃功能大大下降，影响正常进食。脾胃受损，久而久之，影响营养吸收，而致形体消瘦、面色萎黄、厌食呕吐、腹痛腹泻等症状。所以应注重幼儿规律进食、不过饥过饱，节制冷饮、少吃零食，应少吃辛辣刺激性的食物。夏季气温高、湿度大，幼儿活动量大，出汗多，皮肤过热过闷容易产生热痱。需要勤洗澡、清除汗液，穿宽松、透气的衣服，保持皮肤干爽，保持居室凉爽通风。

5.“冬病夏治”防病保健

从小暑到立秋，即是“三伏天”，是一年中阳气最盛、气温最高的一段时间，分为头伏、中伏、末伏。对于冬季易发作的慢性病，如慢性支气管炎、支气管哮喘、肩周炎、膝骨关节炎、慢性腹泻等，中医辨证属于虚寒证的，可以选择在“三伏天”运用中医的方法进行疾病防治，起到振奋阳气、调节阴阳的作用，从而减少冬季时的发病，或使病情好转，或可根除。这是中医利用时间节律，调节体内阴阳平衡的临床例证。

“冬病夏治”方法旨在于夏季未发病时，疾病处在缓解期，进行整体调理，从而减少宿疾复发、提高疗效。这正体现了中医“急则治其标，缓则治其本”的治病原则。汤药内服、穴位敷贴、针刺灸法、运动保健皆是“冬病夏治”的常用方法，其中最具代表性的治疗措施为针灸、穴位敷贴，因其疗效确切、操作简便得到广泛的应用。穴位贴敷大多选用具有温通、散寒作用的中药组方膏药，中医医生根据疾病不同，选取相对应的特定穴位进行药物贴敷，同时可以配合辨证施治的中药内服等治疗方

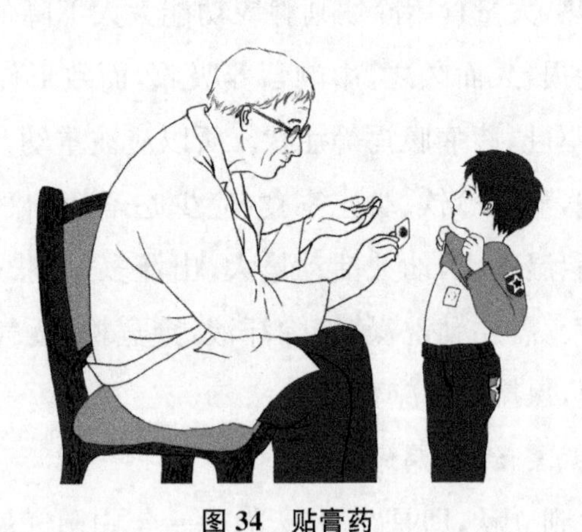

图 34　贴膏药

法。一般贴4～6个小时，如感觉疼痛、灼热可提前取下，局部微痒或有温热感可多贴几个小时，每1伏贴1次，每年3次，连续3年。

如有皮肤破损、皮肤过敏、糖尿病、外感发热，以及慢性疾病发作期、严重心肺功能损伤的患者不适合进行“冬病夏治”。

秋季养生——润肺防燥慎肝郁

《素问·四气调神大论》记载：“秋三月，此谓容平。天气以急，地气以明。早卧早起，与鸡俱兴。使志安宁，以缓秋刑。收敛神气，使秋气平，无外其志，使肺气清，此秋气之应，养收之道也。逆之则伤肺，冬为飧泄，奉藏者少。”

秋季，农历七月、八月和九月，是自然万物收获成熟的时节，自然景象因此而平定收敛。此时天气劲急，地气清明。为了适应这样的时节，人应早睡早起，和鸡的活动时间相仿为宜，以保持神志的安定宁静，缓和秋季肃杀之气对人体的伤害。收敛自己的心绪，控制自己的感情，以适应秋季容平的特征。不使神志外驰，以保持肺气的平和匀整，这便是适应秋令的特点而保养人体收敛之气的方法。若违逆了秋气收敛之道，便会伤

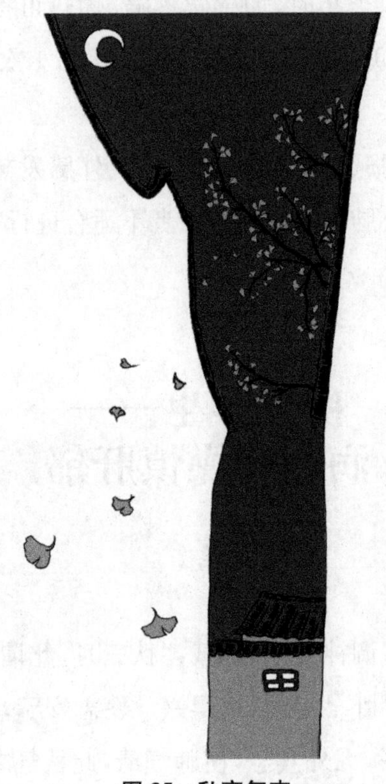

图 35　秋高气爽

及肺脏，到冬天使阳气当藏而不能藏，便会发生阳虚腹泻之症。

此乃上古之人在与自然界不断地接触感悟中获得的养生法则，虽然人类的生存环境和生活方式经历千年而发生了不断的变迁，此法则依然适用于现代人，且在此基础上有所拓展和引申。

一、起居

秋季时节，阳气渐消，阴气渐长，气候逐渐趋于凉爽。“秋宜凉”“未寒不忙添衣”，避免衣多而汗出，津伤气泄，这符合阴精内收、阳气内敛的秋季养生之道。“春捂秋冻”可提高机体新陈代谢，增强御寒能力。不过，俗话说“一场秋雨一场寒，十场秋雨就穿棉”“白露秋分夜，一夜凉一夜”。白露过后，天气渐凉，人们应该根据自身的身体状况及气候变化适当增衣。民间有谚语：“白露身不露。”秋初夏末，热气酷甚，不可脱衣裸体，贪取风凉。秋季早晚凉，中午热，大汗之后忌脱衣裸体，应及时换衣，避免遭受风寒邪气而发病。秋季远足，应多带几件秋装，以备增减。“津常咽，齿常叩”是长寿皇帝乾隆的养生秘诀。“漱津咽唾，可以‘润五脏、悦肌肤’，令人长寿不老”。现代医学研究显示，唾液中含有免疫球蛋白，能抵御病菌侵袭，具有促进伤口愈合的奇妙作用，是天然防癌剂。细嚼慢咽，唾液增多，胃肠病显著减少，并有助于延缓衰老。

二、饮食

由于金秋时节人体的肺气相对旺盛，肝气容易郁滞，因此秋季饮食宜减辛增酸。可以食用一些酸性的食物，如梅子、山楂等，以养肝气。少吃油炸煎烤、辛辣香燥、肥甘厚味的食品，多吃则易内火亢盛，伤津劫阴。

同时，秋季气候干燥，宜多食含水较多的甘淡滋润食物，如白木耳、芝麻、蜂蜜、冰糖、梨、甘蔗、芦根等，可养脾利肺、生津润燥，防治干咳、咽干、口燥、肠燥便秘、毛发枯槁等秋燥津亏病证。若出现大便干结者，建议多食用一些富含膳食纤维的食

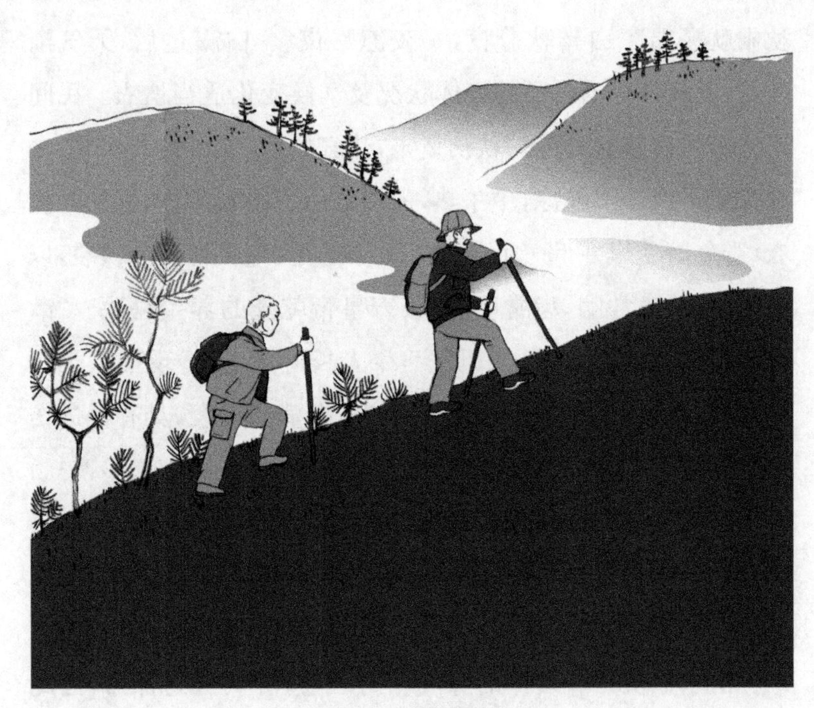

图 36　重阳登高

物，如土豆、红薯、莲藕等，该类蔬菜同样具有健脾和胃、润燥通便的作用。秋季干燥，易伤津耗液，常见咽干口燥、皮肤皲裂、大便秘结、鼻出血等“秋燥病证”。

三、情志

如上所述，金秋时节，天干物燥，人体肺气相对旺盛，但肝气容易郁滞，故调畅情志，舒缓内心非常重要。除饮食、运动、药物外，仍需个人心态调试，如遇不如意导致内心郁闷、郁结，应及时进行自身疏导，如外出旅行、发展个人兴趣爱好、听音乐和看书、影视剧等分散注意力，必要时借助朋友亲人倾诉疏泄，甚至求助于专门心理咨询机构，避免情绪问题而导致抑郁甚至自杀等更严重的后果。

四、运动

秋风习习，气候凉爽，可以根据自身的实际情况进行适当的户外锻炼，如散步、长跑、打太极拳等。户外锻炼可增强体质，提升耐寒抗病能力，在补养肺气的同时还能消除秋愁。秋季时令的锻炼或劳动应当遵循“秋季养收”的养生原则，即保证阴精内蓄，不随阳气外耗。情绪宜安宁清静，收敛神气，动作宜平缓温和，切勿汗出淋漓，只需周身微热，汗出即止。

五、季节防病

秋季是指从立秋到立冬这一段时间，即农历七、八、九月，

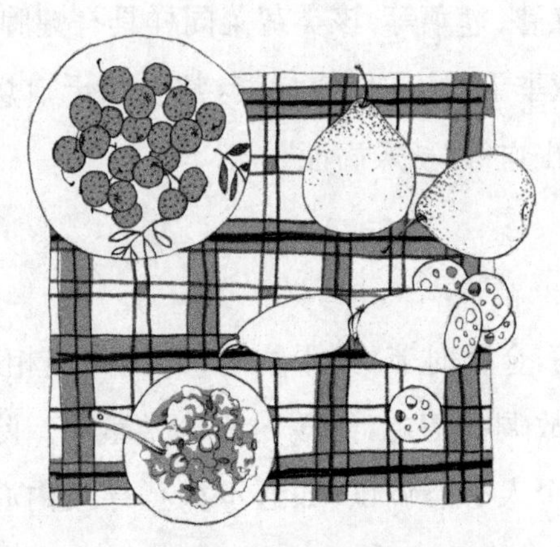

图 37　润燥食品

包括立秋、处暑、白露、秋分、寒露、霜降六个节气。秋季的气候特点主要是干燥，人们常以“秋高气爽”“风高物燥”来形容它。这是因为人们刚刚度过了炎热的盛夏，每当凉风吹来的时候，顿觉头脑清醒、精神振奋。但由于其天气不断收敛，空气中缺乏水分的滋润而成为肃杀的气候，这时候人们常常会觉得口鼻干燥、渴饮不止、皮肤干燥，甚至大便干结等。所以，常把初秋的燥气比喻为“秋老虎”。因此，需要通过调整饮食、生活起居等方式增加人体的湿润度，防治秋燥伤身。

秋季正处于寒热更迭之际，早晚凉、中午热，日夜温差变化大，凉热不定的天气，最容易感冒，尤其是患有慢性咳嗽、哮喘、鼻炎的患者最易在此时发病，建议每日晨、晚养成用冷水浴面、热水泡足的习惯，有助于提高身体抗病能力，提高身体御寒能力，防止疾病的发生。

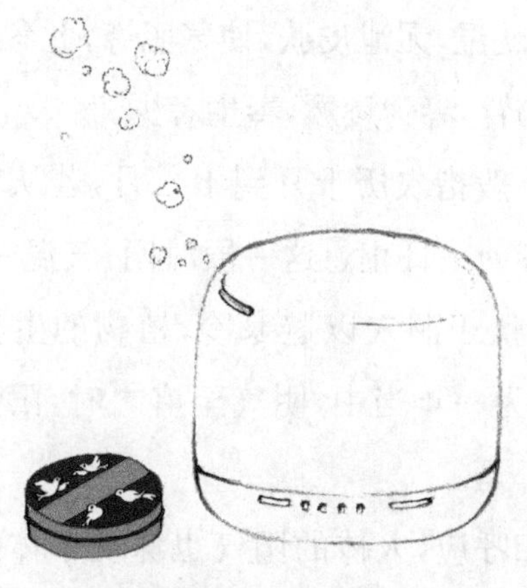

图 38 加湿器

另外，秋季也是菌痢、食物中毒、伤寒、霍乱等多种肠道疾病的高发季节。在经历了一整个夏季，人的脾胃功能比较薄弱，一旦饮食不当，就易引起肠道疾病。为预防肠道疾病的发生，要养成良好的个人卫生习惯。勿食生冷的食物，吃熟食，喝开水，勤洗手，尤其要做到饭前便后洗净手。

冬季养生——保暖进补护肾气

《素问 · 四气调神大论》记载：“冬三月，此谓闭藏，水冰地坼，无扰乎阳，早卧晚起，必待日光，使志若伏若匿，若有私意，若已有得，去寒就温，无泄皮肤，使气亟夺，此冬气之应，养藏之道也。逆之则伤肾，春为痿厥，奉生者少。”

“冬三月”一般指农历十月到十二月，若从节气论，当为立冬之日起至立春前一日止。这一段时间，气温一般降至全年最低，很多动物蛰伏于洞穴以避寒冷，植物的生长也进入低谷。从阴阳而论，此为一年当中，阴气至盛之时，阳气深藏于内，阴气布于外。

与自然界相呼应，人体的阳气也深伏于体内，阴精输布充盛。冬令养生，当以冬季的自然界特点及人体阴阳变化特征为根本，顺应自然，而调补阴阳。

一、起居

冬季严寒，所谓“早卧晚起，必待日光”，是指起居劳作应避寒保暖，顺应自然界昼短夜长的规律，早睡晚起，保证充足的睡眠。冬季气温较低，万物生长缓慢，人体精气深藏，动作起居宜顺应气候特点，宜缓宜慢，不宜动作剧烈，大开大阖，避免阳气开泄，阴精难蓄。在这一时段，由于气温较低，血管收缩，对于中老年心血管病患者更要注意，不可动作剧烈，劳作汗出，致易发散阳气。切忌如起床过猛、激烈运动等，一切起居事宜舒缓且慢。室内起居时，也应保证一定的温度，不宜过高，过高则易汗出腠理开泄，邪气易入。同时也不能太低，过低则寒邪侵体，易发风寒。

冬令为一年中最冷的季节，衣物穿着较其他三季为多。冬

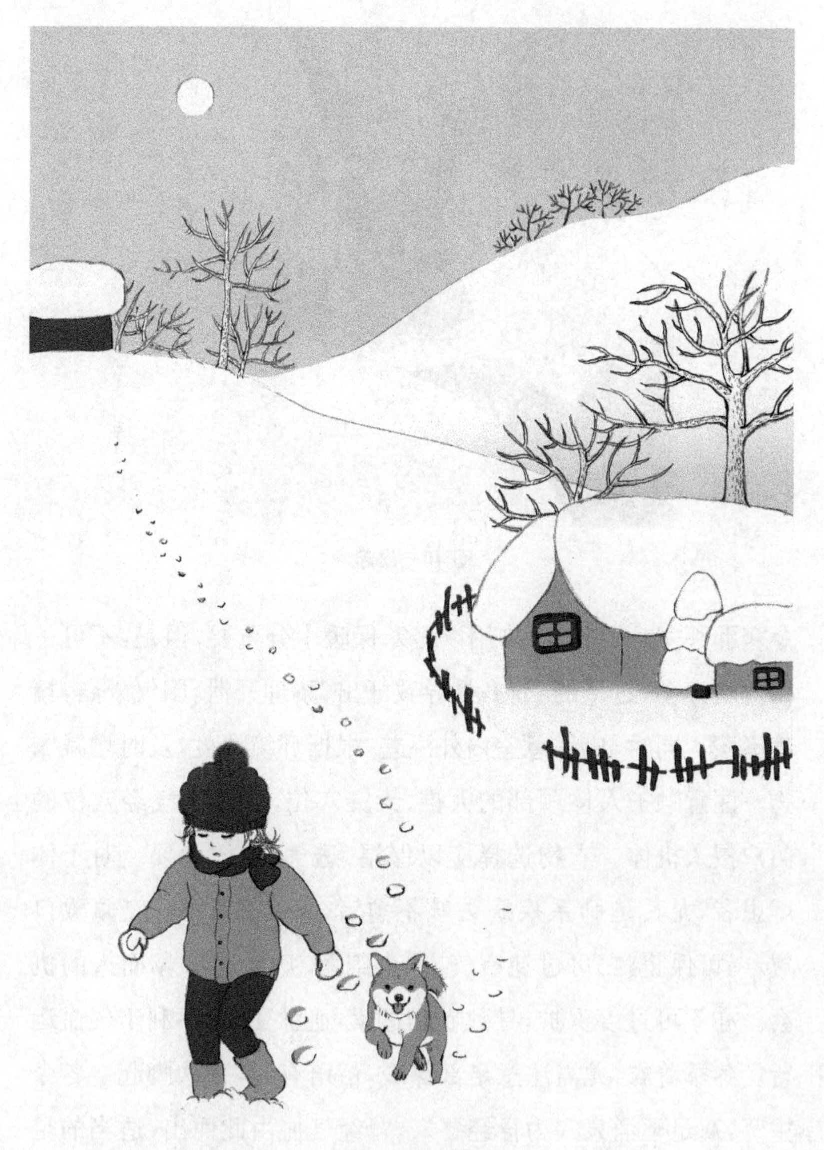

图 39　雪地玩耍

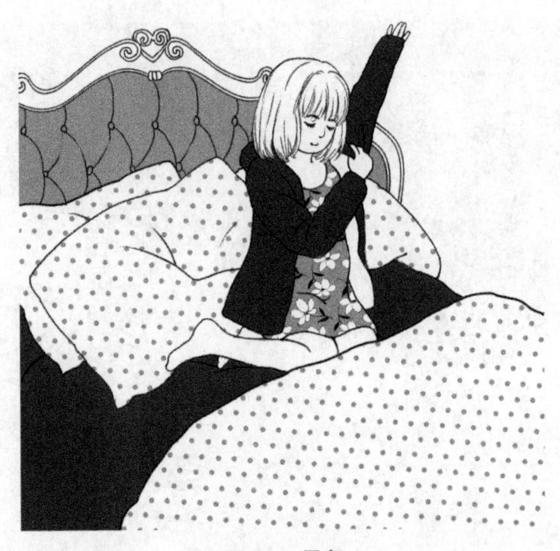

图 40　晨起

令寒邪甚多,适当的衣物用以避寒保暖十分重要,但是,不可一味贪暖穿多,过多的衣物,易导致汗出,腠理开泄,阳气外露,精气不藏。同时,应注意室内外温差,根据环境温度,及时增减衣物。注意顾护人体颈部的大椎、天突穴位,以免寒气经穴位的门户侵入机体。衣物选择应以保温、透气、柔软为要。对于体虚患者,尤其是肺系疾病久咳不愈者,冬令外出时,应佩戴口罩,一可保暖,二可过滤空气,减少细菌、病毒经口鼻而入的机会。亦不可过度保护,导致衣物过紧,血脉受压,不利于气血运行。冬季着衣,尤需注意足部保暖,俗语有云,寒从脚起。冬令主肾,双足下涌泉穴为肾经要穴,肾经气血由此而出,适当的足部保暖,有利于气血运行,肾精闭藏。

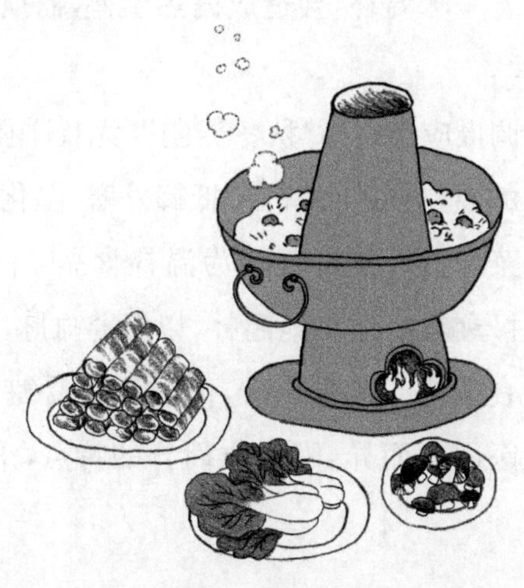

图 41　羊肉火锅

二、饮食

冬令主水、通于肾气，且主闭藏，肾主藏五脏六腑之精，冬令饮食调摄需注意此季节阴气闭藏的特点而着重养护肾气，充足肾精。冬季寒冷，传统冬令饮食进补时多数人喜欢用温热性的食品进行食补。

《素问·脏气法时论》所言四时五味养脏气时说：“肾主冬……肾苦燥，急食辛以润之”“肾欲坚，急食苦以坚之”“肾色黑，宜食辛，黄黍，鸡肉，桃葱，皆辛”。元代邱处机亦在《颐生集》中有云：“（冬之时）饮食之味，宜减咸增苦以养心气。”可见冬令饮食调补，不可一味温热，须考虑到自然界温度较低，人体活动量也相应减少，汗出较少，腠理不开，阳气不得外泄，利于潜藏于体内。若一味温补，会造成内热壅盛，而损伤阴精，易有阴虚。

冬令饮食调摄应当遵循“秋冬养阴”“无扰乎阳”的原则，保阴潜阳。适当的温热食品，助机体抵御外寒，温化寒邪，温通经脉，如羊肉、韭菜、花椒、桂圆等均为温补食品。但代谢紊乱的患者，切忌肥甘厚腻，应适当地温补，以温通血脉，促进代谢，但仍需以清淡饮食为主。冬季寒冷，体虚者易受寒邪侵袭，饮食中也应遵从中医因人而异、因体质而异的特点，采取有针对性的调摄。

三、情志

所谓“养生先养心，调形先调神”，情志的调摄也是养生中十分重要的部分。冬季气温偏低，日照缩短，容易导致人情绪低落，“使志若伏若匿，若有私意，若已有得”。正确的冬季情志调摄应使自已的心志内藏，保持精神安静自如。冬令肾主，恐易伤肾，应避免惊吓，在冬季，大惊大恐之下会影响肾的收藏功能，不利于肾精闭藏。《黄帝内经》有“冬不藏精，春必病温”之说，冬天肾精不能固藏，会影响到人体正气，导致人体抵抗疾病的能力下降，易发生疾病。

四、运动

冬季气温较低，运动锻炼应注意防寒保暖。运动前应多穿衣，可做好准备活动，微有汗意后，再脱去厚重的衣裤进行锻

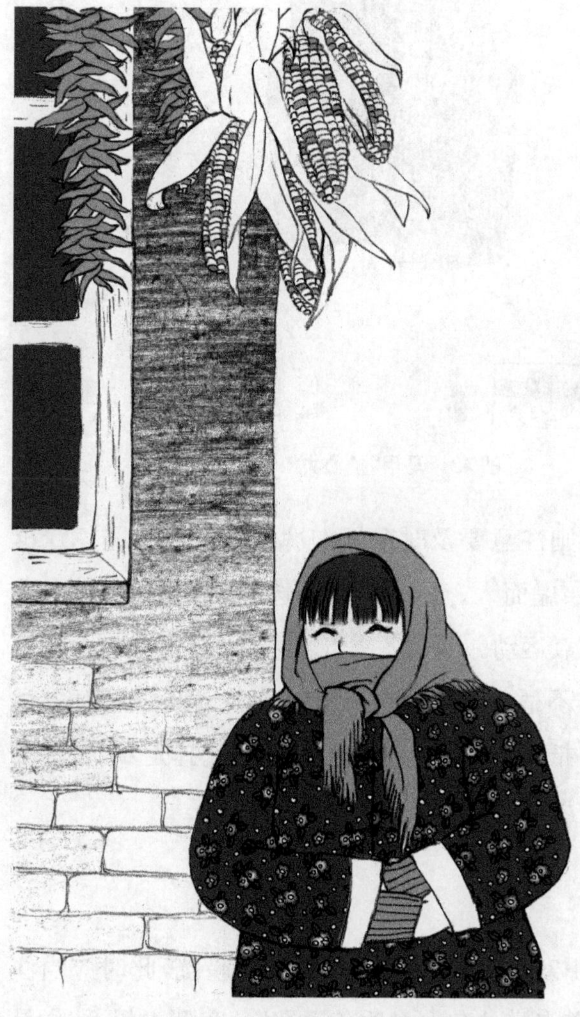

图 42　袖手晒太阳

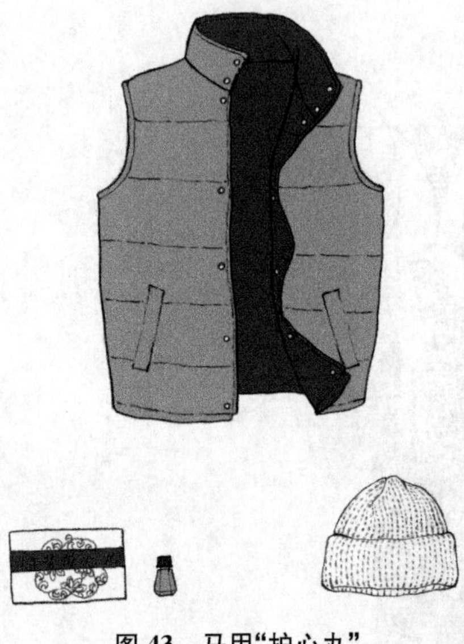

图 43　马甲“护心丸”

炼。锻炼完以后则注意要及时穿好衣裤，注意保温，避免汗出腠理疏松，寒邪乘虚而入。冬季运动要选择动作幅度较小、热量消耗较大的有氧运动。因为冬季气候寒冷，爆发性的无氧运动容易引起身体不适。年轻人可以选择跑步等高强度有氧运动，以增强体质，抵御病邪。中老年可以适当选择走步、慢跑等低强度的有氧运动。

五、季节防病

冬三月，太阴寒水当令，在脏腑则为肾、膀胱，此时应当注意抵御寒邪，调养冬藏之气。冬季气温骤降，寒邪内侵，体虚易感者易发风寒，平素血脉不通者更易凝滞血脉。例如，冬季感冒、支气管炎、心脑血管疾病频发，究其原因，皆与寒邪有关，冬令防病以防寒为先，可运用一些温热的药物或中医治疗手段，如玉屏风散顾护卫表、附子理中丸温中补脾、金匮肾气丸补肾温阳等，再如使用熏洗、艾灸等方法，作用于经络穴位，促使热气循经，以温通经脉。

冬令防病，防寒为先，固精为本。否则，“逆之则伤肾，春为痿厥，奉生者少”。肾气不藏，肾气伤损，功能失常，肾不固藏，则导致精气失泄之类的病证。此外，由于肾气失藏，春生之气不足，肝木亏虚，肝筋失其濡养，气血不畅，则导致筋肉萎厥一类的病证。冬季养精，应对房事予以节制，以益肾精闭藏。同时，可以运用中医经络理论，适当刺激肾经穴位，以激发经气，如可以艾灸涌泉穴、三阴交穴，使用温热药物足浴熏洗等。此外，腰为肾之府，亦可以热熨或艾灸、按摩腰部腰阳关穴、肾俞穴等护肾固精。

中医养生之一生篇

婴幼儿养生——饮食调配助生长

婴幼儿的生理特点，古代医家论述甚多，总的可归纳为以下两点：① 生机蓬勃，发育迅速。这是用来比喻婴幼儿的生长发育非常快，形体、智力、动作功能及脏腑功能均快速发育增长，不断向完善、成熟的方向发展。② 脏腑娇嫩，形气未充。脏腑是指五脏六腑，形气是指形体结构、气血津液和气化功能。具体表现在肌肤柔嫩，腠理疏松，气血未充，肺脾娇弱，肾气未固，神气怯弱，筋骨未坚等方面。

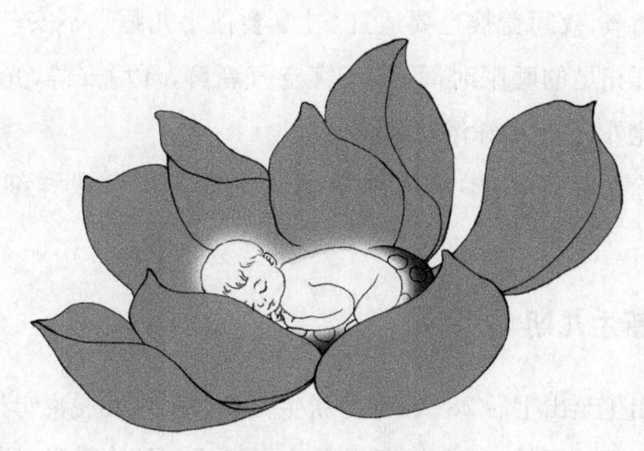

图 44　莲花婴儿

其中根据五脏功能的特点，对婴幼儿的保健应注意以下几个方面。① 脾常不足：脾胃功能薄弱，饮食稍有不慎，即易引起运化功能失常。② 肺常不足：肺脏娇嫩，卫外功能弱，所以易受外邪侵袭。肺气赖脾之精微而充养，脾胃健旺，则肺卫自固。③ 肾常虚：小儿生长发育、功能完善均与肾脏关系密切。小儿初生，肾气未盛，气血未充；肾气随年龄增长，受脾胃运化水谷、吸收精微、培养肾精而逐渐充盛。由上可知，婴幼儿时期，脾胃功能是最需要保护的。只有脾胃运化功能正常，肺气充，卫外功能强，才能抵抗外邪的侵袭；脾胃不断向肾输送饮食精微，肾气盛，才能促进生长发育、功能完善。所以婴幼儿时期的饮食保健是非常重要的。同时，小儿的居室应空气流通，阳光充足，冷暖燥湿要适宜，以避免外邪侵袭，减少疾病发生。床垫铺设要软硬适中，过软会影响小儿脊柱的正常发育。衣物以轻软宽松为主，纯棉质地最佳。衣着不宜过多，应随气温的升降而增减，夜间盖被也要适宜，过厚会使小儿睡眠不安。小儿应保证充足的睡眠时间，卧室宜空气新鲜，环境安静，光线略暗。此外，还需勤沐浴，勤换衣。

除上所述外，本篇将根据小儿发育不同阶段详细分而论之。

一、新生儿期

出生至出生后 28 天，称为新生儿期。新生儿脱离母体，亟须适应新的环境，所有的事都要依靠自己：开始呼吸、调整循环、摄取营养和排泄代谢产物，但各种功能又尚未健全，所以仍十分稚嫩，防御能力薄弱，非常容易受外界环境的影响。因此新生儿的喂养、保暖、皮肤保护等应予以细心养护。

(1) 喂养：母乳亲喂，是最适合新生儿乃至婴幼儿成长的喂养方式。其清洁卫生，简单方便，并且能促进母体恢复，增进亲子关系。《万氏家藏育婴秘诀・鞠养以慎其疾》说“乳为血化美如饧”，并指出“儿在母腹之时，赖血以养。既生之后，饮食之乳，亦血之所化也”。母乳含丰富的营养物质，比例协调，最适合婴幼儿的营养需要和消化吸收，且母乳中含抗体，能够增强孩子的抗病能力。当然，因为母亲健康原因不适合哺乳或尝试各种方法仍乳量不足，可以采取人工喂养（奶粉）或混合喂养（母乳和奶粉）。人工喂养的小儿，应严格按照奶粉的冲调说明进行冲泡，不可过浓或过淡，以防加重小儿肾脏负担或导致营养不足。足月新生儿只要情况稳定，呼吸通畅，出生后半小时便可尝试喂奶，每个孩子情况不同，母乳喂养以按需喂养为宜，人工喂养以按时喂养为宜。

产后初期，乳汁分泌量不多亦无需忧虑，因为新生儿的胃只有 5 毫升左右的容量，相当于一颗玻璃弹珠的大小。通过新生儿的反复多次吮吸，可以刺激产生更多的乳汁，另外每次将一边乳房吸空再换另一侧哺喂，也可以起到刺激泌乳的作用。乳房吸空以手感松软为度。产妇可增加液体摄入量以补充哺乳的水分流失，开奶初期可饮用蔬菜汤，待乳汁通畅后，可饮用鲫鱼汤、鸡汤、猪蹄汤等，若开奶初期即饮用滋腻的荤汤，很有可能引起乳腺管阻塞。

哺乳结束后，将婴儿抱直依于肩头，轻轻拍背，直到小儿打嗝为止，此为将小儿吮吸过程中吸入的空气排出，以防溢乳。婴儿啼哭未止时，不宜哺乳，以免呛奶，引起吸入性肺炎。

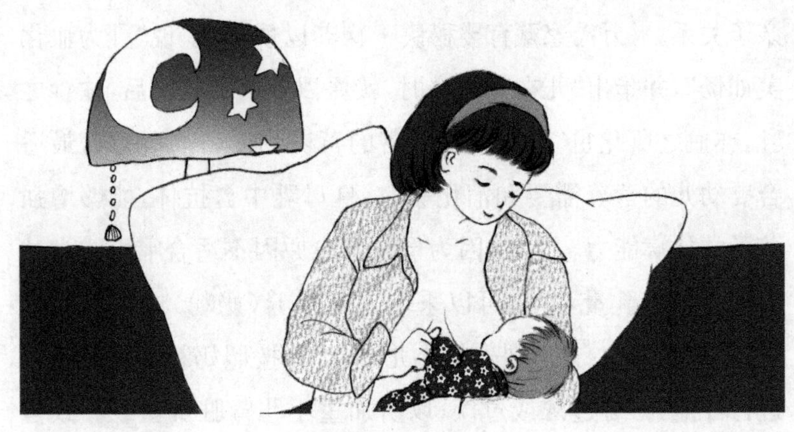

图 45　哺乳

母乳中维生素 D 含量低，新生儿皮肤娇嫩，不宜多晒太阳，纯母乳喂养的小儿应每天额外补充 400 国际单位的维生素 D_3。人工喂养及混合喂养者，应扣除奶粉中的维生素 D_3 量，再补足所缺部分。

（2）断脐：婴儿娩出后，脐带结扎，以免引发感染。一般脐带 1～7 天自行脱落，脐带未脱时，应注意勿使水、尿液浸泽脐部。脐带脱落后，应保持脐部干燥。

（3）洗浴：新生儿新陈代谢较快，废旧细胞脱落较多，有条件者可每天温水盆浴，水温 38℃左右为宜，可一周使用 2 次沐浴产品，洗浴时注意保护口鼻耳，勿使进水，浴后用清洁柔软的纱布或毛巾拭干周身，尤其应注意皮肤褶皱处。在适合的温度和环境下，可用按摩油轻柔地为新生儿做抚触按摩，大量温和良好的刺激通过皮肤传到中枢神经，有助于调节新生儿情绪，更好地适应环境，增加亲子情谊。若条件限制，不能每天洗浴，则应用消毒棉花棒蘸取少量植物油，轻轻擦拭耳后、腋下及腹股沟积聚的皮脂。

(4) 保暖：新生儿体温调节能力弱，根据环境，应采用增减衣物、取暖器、加湿器、除湿机、空调等措施进行保暖。

二、婴儿期

从出生后28天至满1周岁为婴儿期。这个时期生长发育特别迅速，1周岁时体重约为出生时的3倍，身长约为1.5倍，脏腑功能也在继续发育完善。抗病能力低，需定期进行健康检查，做好预防接种。

此阶段仍宜以母乳为主，在添加辅食之前，只喂母乳即可，无需添加白开水、果汁、菜汁。但为了满足婴儿的生长发育需要，应及时添加辅食，添加辅食的时机：对大人吃饭感兴趣；唾液分泌量显著增加；频繁出现孩子咬奶头或奶嘴现象；母乳喂养每天8～10次、人工喂养的孩子奶量超过1 000毫升仍显饥饿；体重是出生时的2倍、低体重儿达到6千克，给足奶量体重仍不长；少许帮助可以坐起来。辅食添加时机不能完全机械，一般母乳喂养的婴儿满6个月添加辅食，人工喂养或混合喂养的婴儿，应观察是否达到添加辅食时机的标准，但不能早于4个月，也不能晚于8个月。

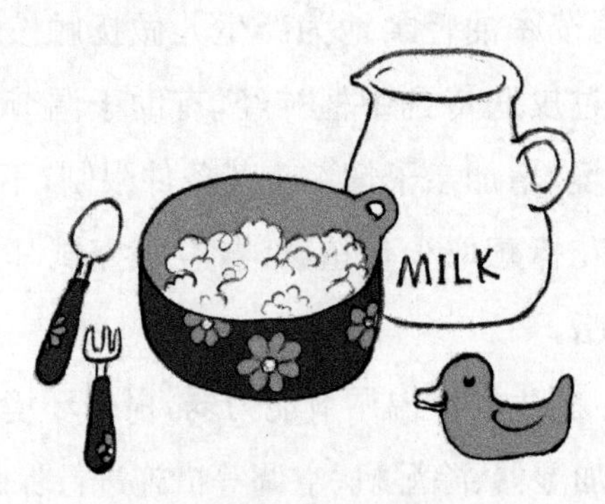

图46　婴儿辅食

6个月后婴儿体内储存的铁逐渐耗竭，缺铁性贫血对孩子早期智力和体质的损害是不可逆的，所以添加的第一种辅食应为含铁米粉。此后添加辅食的原则是由一种到多种，由少量到多量，由稀到稠，由细到粗，少盐不甜，忌油腻，天气炎热、生病、消化不良时延缓添加。添加辅食时，应先试一种，并从小量开始，观察婴儿接受程度和大便情况，正常3～4天后再试第二种辅食。食物应由稀到稠，由淡到浓，如蔬菜、水果可由菜水、果汁到菜泥、果泥，然后碎菜、碎果。大米从米汤，然后稀粥、稠粥到软饭。

建议1岁之内无盐饮食，少吃糖，不加调味品，1岁后即使加盐也应该是极少的盐，从小控制盐的摄入量，以防成人后患高血压。

此时期婴儿对营养的需要较高，但脾胃功能薄弱，改变膳食品种勿过多过勤，改变时应考虑质量及进食方法。如喂养不当，容易发生脾胃疾病。

三、幼儿期

1周岁至3周岁为幼儿期。此期小儿体格增长较婴儿期缓慢，生理功能日趋完善，乳牙开始出齐，语言、动作及思维活动发展迅速。应培养早、晚刷牙，饭后漱口，睡前洗脸、洗脚的习惯。

随着幼儿户外活动增多，接触传染病的机会也增加，多种传染病（腮腺炎、水痘、猩红热、百日咳等）的发病率明显增高。除做好预防接种外，宜养成饭前便后、外出归来均洗手的习惯。

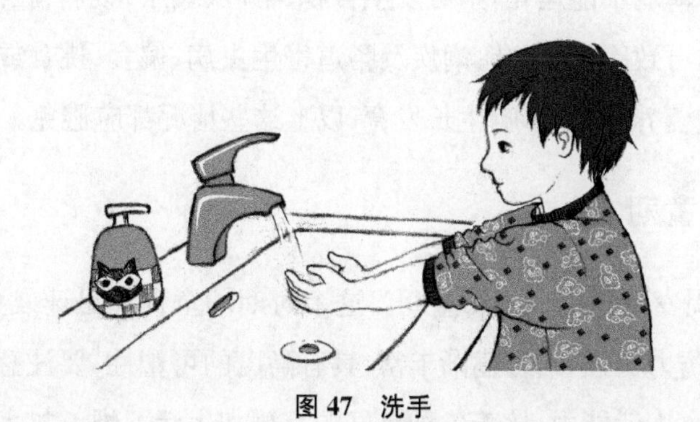

图47　洗手

幼儿危险识别和自我保护能力较差，容易发生意外事故，如中毒、烫伤、溺水等，家长应多加看护及防范。

此阶段可以考虑断母乳。世界卫生组织建议母乳喂养可以到2岁或以上，如果条件限制的话，可以在1岁左右断母乳。准备断母乳前，应逐步增加配方奶或纯牛奶在每天奶量的占比，让幼儿逐步适应，待幼儿完全接受配方奶或纯牛奶后，再断母乳，千万不可操之过急，否则幼儿生长发育将受到影响。此外，夏季、严冬或小儿患病期间不宜断母乳。

幼儿膳食宜软、碎、新鲜，忌油腻煎炸食物及辛辣之品，以谷类为主食，辅以鱼、肉、蛋、豆类、水果、蔬菜等。幼儿除了3次正餐外，可加1～2次点心。应养成良好的膳食习惯，吃饭定时，每餐定量，不随意吃零食。食物品种宜多样化，粗细粮都有，荤素菜搭配。培养不挑食、不偏食的习惯，通过变换食物品种、花样，创造愉快的进食气氛来激发幼儿的进食兴趣。

幼儿阶段脾胃功能仍薄弱，饮食致病亦多见。例如，乳食过度，脾胃薄弱不能运化，则可发生食积、呕吐、腹胀、腹痛、腹泻；饮食不洁，可致腹泻、呕吐、痢疾及肠道寄生虫病；偏食、挑食或食谱单调，使营养缺乏，影响生长发育，以上这些情况都应避免。

四、幼童期

3周岁至6周岁为幼童期。这个时期幼童神经迅速发育，理解和模仿力增强，语言逐渐丰富，具有高度的可塑性，要注意培养独立自主生活能力，培养各种良好的品德和生活习惯。扩大知识面，促进智力发育。加强体格锻炼，利用空气、日光和水，通过体育活动和游戏增强体质，提高抗病能力。此期由于活动范围扩大，需家长做好幼童的安全教育，防止意外事故发生。

幼童期小儿发育趋于稳步发展，活动量逐渐增大，消化功能逐步完善，膳食品种基本接近成人，注意早餐吃好，午餐吃

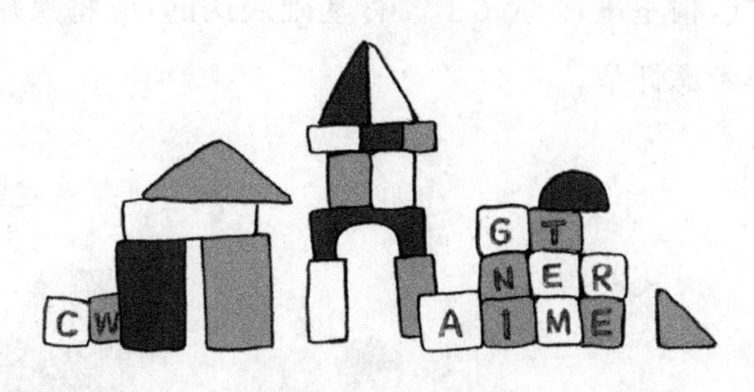

图 48　益智玩具

饱，晚餐吃少。膳食应保证丰富的营养，注意饮食卫生，养成良好饮食习惯，以保证正常的生长发育。

附：妊娠期养生——衣食起居调心情

因受孕、养胎对于婴幼儿出生后的体质、禀赋及日后的生长发育亦具有重要的影响，故在此附论妊娠期养生。

一、备孕期养生

有备孕计划的男女双方，提前做好准备，进行孕前检查，按时作息，保证休息，均衡营养，适当运动，使机体保持良好的状态。此外，女方要注意，饮食失控、腹部受凉、劳累过度，导致寒邪乘虚结于子宫或精室，均可令"子脏虚冷而无子"。男方也应顾护阳气，精室虚冷亦无子。有基础疾病的，应将疾病控制稳定后，再考虑怀孕。

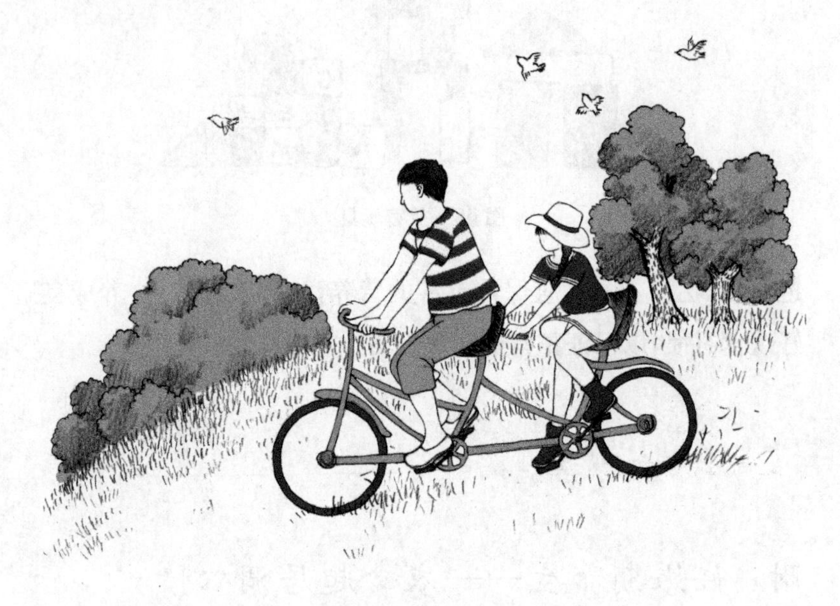

图 49　男女单车

受孕时机的选择要避免情绪不佳、远行、劳累、患病，以免对自身和胎儿产生不良影响。唐代医家孙思邈在《备急千金要方》中提到“交会者当避大风、大雨、大雾、大寒、大暑、雷电霹雳、天地晦冥、日月薄蚀、虹蜺地动”。中医理论中的整体观，认为人与自然是一体的，当自然界出现异常极端的变化时，人体也会受到影响，不但会影响到双方的情绪，而且此时行房还可能引起脏腑功能的失调，耗损精气。若邪气侵入则可能诱发疾病，而此时受孕，则可能对胎儿不利。

二、胎儿期养生

1. 饮食宜忌

《备急千金要方》认为胎儿在母腹中时，由母亲的五脏相传而营养，大约 60 天更换一脏，按照五脏与五味相配而推衍出妊娠期的饮食口味：一、二月由肝经滋养，勿食辛，宜酸；三、四月由心滋养，宜苦不宜咸，勿多食咸；五、六月由脾滋养，宜甘不宜酸；七、八月由肺滋养，宜辛不宜苦；九、十月由肾滋养，宜咸不宜甘。《圣济经》中讲，胚胎初成之时，饮食要甘美以扶助柔弱的胚胎生长，不能过于辛辣，以防耗散精气，不利于胚胎发育。3 个月后待胎儿成形牢固，要食稻、秫、麦等五谷蔬菜，以及牛、羊、鱼等以助胎儿气血；乌鸡、雄鸟、牛、羊、猪肚、鲫鱼、海参、白菜、麻油、豆腐皮、莲子、莲藕等可以密致胎儿腠理。辣椒、驴、马、猪血、蟹、甲鱼、蛤蟆等则不宜饮食。总体而言，妊娠期饮食宜口味平和，营养均衡，易于消化。辛辣炙煿与肥甘厚味，多食易助湿生热，不但可导致胎热、胎动、胎肥、难产，还会使婴儿出生后，多发疮疡疹毒、目赤、目烂等疾病。

中医认为孕妇在整个妊娠期都应当“节饮食”。“无大饥，无大饱”“无辄失食”等，饮食有节制还要求孕妇注意饮食卫生，“不食邪味”。妊娠中后期，由于早孕反应的结束和胎儿的迅速生长，孕妇的胃口比较好，如果此时食无度，就会导致体重增长过快，导致胎儿的肥大和难产。另外，还需戒除烟酒，中医认为烟酒皆属于“醴郁之味，不能生精”之品，有湿热乱性之弊。

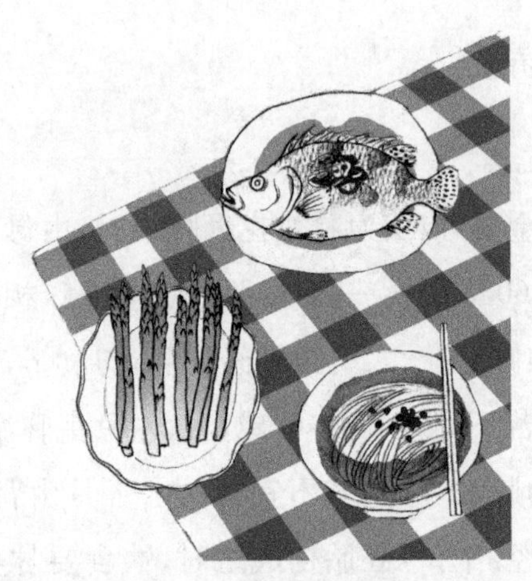

图 50　孕妇营养饮食

不能做到营养均衡者，建议补充妊娠期综合维生素矿物质片，并应多喝牛奶补充钙质，每天钙摄入量：妊娠中期 1 000 毫克，妊娠晚期 1 200 毫克。

2. 谨慎起居

妇女怀孕后，气血聚于冲任养胎，卫外功能低下，易受到外邪侵袭致病。邪气迫伤于胎，可致各种胎儿损伤甚至流产。所以，孕妇要科学地安排作息时间，早睡早起，工作、学习与生活要有规律。要顺应四时气候的变化，增减衣衫，以避寒暑。生活环境宜幽静雅致，有利于稳定情绪，使胎儿能安其所居。

胎损常起于动作不慎。《产孕集》提出孕妇“毋登高，毋用力，毋疾行，毋侧坐，毋曲腰，毋跛倚，毋高处取物，毋向非常处大小便，毋久立久坐，毋久卧，毋犯寒热”。还应谨防碰撞腹部，避免接触铅、苯、汞、砷等有害物质和放射辐射，不宜经常往来于公共

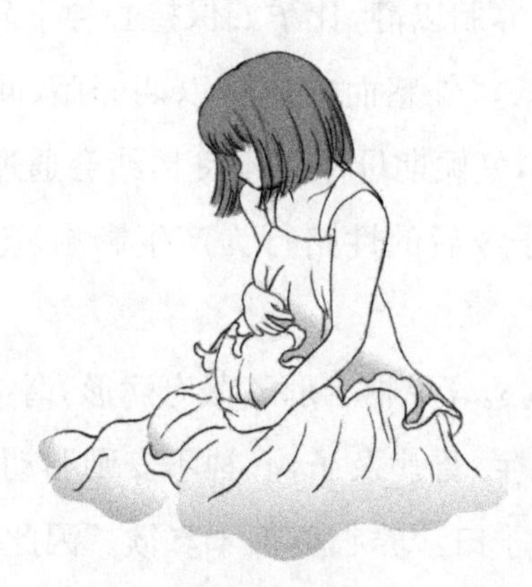

图 51 护腹

场所，以防患传染病。如果孕妇患病，应避免随意服用药物，

孕妇的衣着宜宽大舒适，不要紧束胸部和腰部，以免阻碍气血运行及胎儿发育。穿鞋大小合适，鞋底宜厚不宜硬，忌穿高跟鞋。《幼幼集成·保产论》说：“古者妇人怀孕，即居侧室，与夫异寝，以淫欲最当所禁。”妊娠早期和产前 3 个月尤应该禁戒房事。妊娠早期房事不节，相火动于内，阴气泄于外，致胎毒、胎漏、流产。妊娠后期房事无度，引起半产、难产。

孕妇宜保持二便通畅，应养成定时排便的习惯，多喝水，多吃新鲜蔬菜水果。若便秘不得缓解或排尿困难，应及时就医治疗。

3. 心理保健

古人对妊娠期的保健尤重心理、生活方面，“静以参天地之玄，静以修身心之妙”，倡“静”。静非不动，而是指以定静安虑为行为的基础。养胎以静，让孕妇保持心神宁静，气血平静，情操高尚，心情愉快，“外感而内应”，以期养胎，同时教胎。现代医学研究也显示，妊娠期母体的不良情绪会通过内分泌系统传递给胎儿，对孩子今后的性格行为产生影响，还会增加对某些疾病的易患性。

（1）静以养心。《灵枢·邪气藏府病形》谓：“愁忧恐惧则伤心。”母子同体共生，母病及子，心神不安则胎动不宁，心神宁静则胎元安静。孟子曰：“养心莫善于寡欲。”因此，孕妇应保持心境平和清静，无受扰于外物，方使胎元安稳。就是说妊娠期要加强个人修养，胸怀开阔，乐观豁达。生活上知足，待人宽厚，助人为乐，处事无妒忌之心。

（2）静以养气。胎居母胞，与母同秉一气，母之气血若乱，胎之气血随之，母有所感，胎有所应。物之相感，静感则吉，躁感则凶。因此，妊娠期只有做到内静外敬，胎儿方能安然稳固。

（3）静以摄念。所谓摄念就是要觉察整顿心源，勿令起恶念，控摄欲念，人安其生。在具体做法上，怀孕之后，应宜养性情，使气血安和。“目不视恶色，耳不听淫声，口不出微言……”“居必静处”，均有利于母子身心健康。妊娠期宜多接触美好的事物，使秀气入胎，回避淫邪、行凶、丑陋的不良刺激。

（4）静以适情。《黄帝内经》云“五志过极而化火”，《吕氏春秋·尽数》曰：“大喜、大怒、大忧、大恐、大哀，五者接神，则生害矣。”因此，妊娠期应消除紧张恐惧心理，保持心情愉快平稳，舒畅开朗，使内脏气机条达。妊娠期遇事要冷静，使心静于内，虑谧于

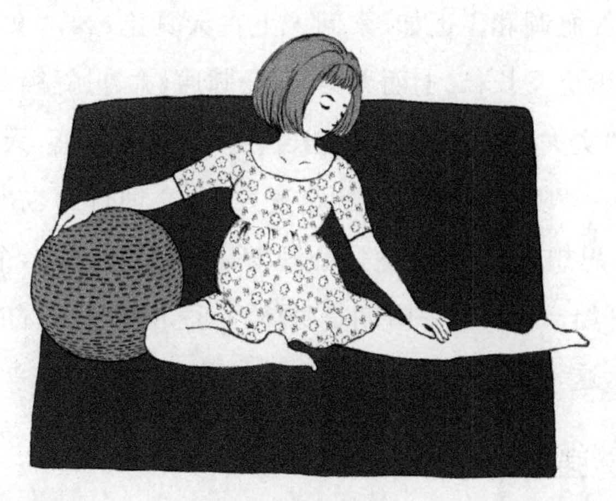

图 52　孕妇瑜伽

中，摒弃孤独、忧伤和烦恼，始终保持乐观，可适当地参加文艺活动，培养多方面兴趣爱好，通过琴棋书画、诗歌旅游来陶冶性情。

此外，应定期进行产前检查，做好产前诊断，了解胎儿生长发育情况。

少年青春期养生——身心健康齐发展

少年青春期是人生长发育的高峰期。在这一时期里，体重迅速增加，身体脏腑功能逐渐健全，第二性征明显发育，机体精气充沛，气血调和。正如《素问·上古天真论》云："女子七岁，肾气盛，齿更发长；二七而天癸至，任脉通，太冲脉盛，月事以时下……""丈夫八岁，肾气实，发长齿更；二八肾气盛，天癸至，精气溢泄……"随着生理方面的迅速发育，心理行为也出现了许多变化：思想更加活跃，逆反心理增强，感情易激动，个体独立化倾向开始产生。这一时期是身体、心理和智力发育的关键时期，因此，这一时段的养生保健也十分重要。

一、打造强健的身体素质

中医认为脾胃为"仓廪之官""后天之本，气血生化之源"，我们身体所需要的营养皆从饮食中来获取。青少年生长发育迅速，代谢旺盛，加上学习紧张、活动量大，必须全面合理地摄取营养，保证身体所需。首先，要保证热量的摄入，热量主要来自米、面和脂肪、蛋白质，应当吃好一日三餐，多吃鱼、瘦肉、蛋、牛奶等蛋白质丰富的食物，并摄入适量的脂肪，这一时期可增加五谷杂粮的摄入，粗细搭配，保证营养的全面均衡；其次，要保证充足的维生素和微量元素摄入，青少年时期骨骼生长快，肌肉组织细胞数量直线上升，要特别注意钙、磷、镁和维生素A、维生素D的供给；再次，饮食要适量，不可暴饮暴食，亦不可为了减肥过度节食，以致出现神经性厌食症、营养不良等疾病。同时，不要养成挑食偏食的坏习惯，应尽量少吃或不吃垃圾食品、杜绝抽烟喝酒等不良嗜好。对于先天不足、体质较弱者，更应注意发育时期的饮食调摄，培补后天以补其先天不足。

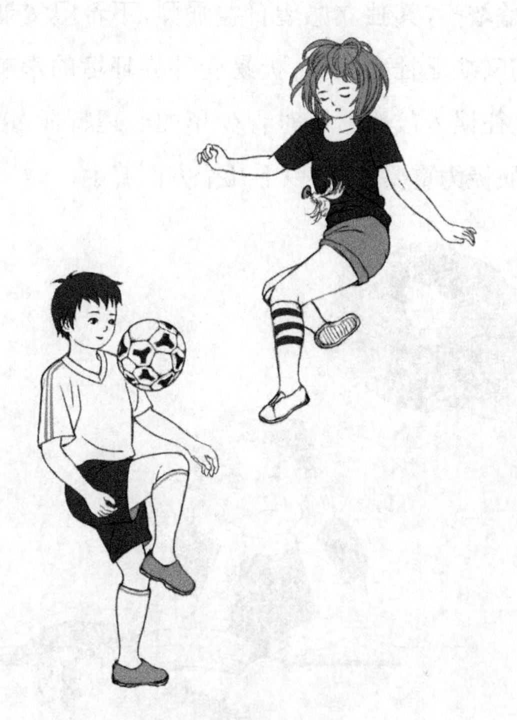

图 53 青少年运动

二、培养健康的心理素质

青少年处于心理上的“断奶期”，表现为半幼稚、半成熟及独立性与依赖性相交错的复杂现象，具有较大的可塑性。他们热情奔放、积极进取，却好高骛远，不易持久，在各方面会表现出一定的冲动性。他们对周围的事物有一定的观察分析和判断能力，但情绪波动较大，缺乏自制力，看问题偏激，有时不能明辨是非。他们虽然仍需依附于家庭，但与外界的人及环境的接触亦日益增多，其独立愿望日益强烈，不希望父母过多地干涉自己，却又缺乏社会经验，极易受外界环境的影响。师长如有疏忽，往往误入歧途。针对青少年的心理特征，培养其健康的心理素质极为重要，可从以下几个方面着手。

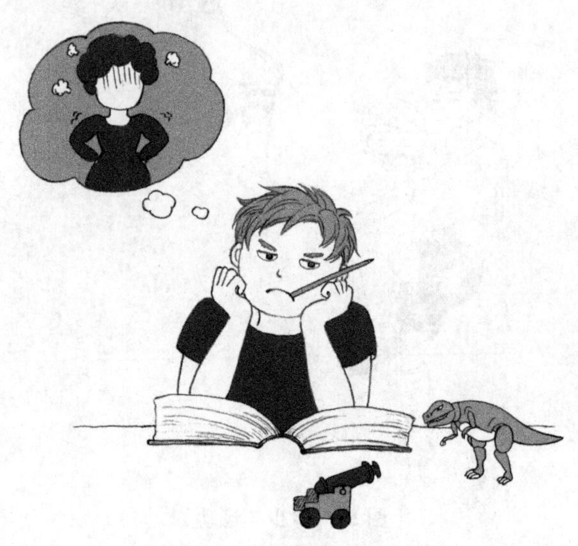

图 54　叛逆少年

1. 帮助青少年加强自我认识

青少年的身体发育虽已接近成人，可是对自我的认识仍然不足，有时出现过度自信或者过度自卑等情况。青少年应该在师长的引导协助下，充分认识自身的优势及不足，力求养成不卑不亢、坚强稳定、直爽开朗、亲切活泼的个性。青少年还要加强自身的修养，遇事冷静，言行适度，文明礼貌，尊老爱幼。青少年要有自知之明，处理好个人与集体的关系，明确自己在不同场合所处的不同位置，善于角色变换，采用不同的处事方法，从而有益于青少年的身心健康。

2. 家庭、学校充分重视

家长是孩子的启蒙老师，教师在陪伴青少年成长的过程中也扮演了重要的角色，因此家长和老师要以身作则，给青少年以良好影响，同时又要尊重他们的自尊心，关心他们的学习与生活，尊重他们的正确意见，为他们创造一个愉快的、自由的成长环境。家长和老师要从积极方面启发他们的兴趣与爱好，激发他们积极进取、刻苦奋斗的精神，培养良好的个性与习惯，要鼓励他们积极参加集体活动，培养集体主义思想，逐渐树立正确的世界观和人生观，使他们有远大的理想与追求，集中精力长知识、长身体，锻炼坚强的意志和毅力，以求德智体美全面发展。对于他们的错误或早恋等问题，家长和老师不能采取粗暴、压制及命令的方式，仍要谆谆诱导。

3. 科学的性教育

青少年时期的最大特征是性发育的开始。男女青年，肾气初盛，天癸始至，具有了生育能力。性意识萌发，对异性好奇，产生好感。但由于青少年心理发育尚不成熟，容易受到社会不良现象的影响，常常滋生出不健康的性心理，以致早恋早婚，荒废学业，有的甚至触犯刑法，走上犯罪道路。因此，青春期的性教育尤为重要。青春期的性教育，包括性知识和性道德教育两个方面。帮助青少年正确理解正常的生理变化，以解除性成熟造成的好奇、羞涩、困惑、焦虑的心理。把他们引导到正当的活动中去，鼓励他们积极参加文体活动，把主要精力放在学习上。另外，帮助他们科学地了解两性关系，破除性神秘感。正确区别和重视友谊、恋爱、婚育的关系。

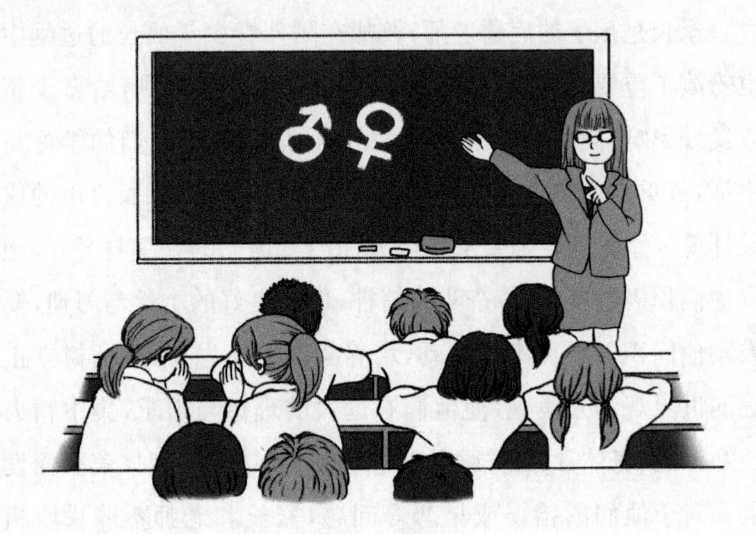

图 55　性教育

4. 培养良好的生活习惯

青少年时期也是生活习惯培养的重要时期。好的生活习惯可以使人精力充沛、思维灵活。而不良生活习惯则使人精力不足，思维呆滞。青少年不应自恃体壮、精力旺盛而过劳，应该根据具体情况科学地安排作息时间，做到“起居有时，不妄作劳”。既要专心致志地学习，又要有适当的户外活动和正当的娱乐休息，保证充足的睡眠。如此方能保证精力充沛，提高学习效率，有利于身心健康。此外，读书、写字、站立时应保持正确姿势，以促进正常发育，预防疾病的发生。变声期要特别注意保护好嗓子，还应避免沾染吸烟、酗酒等恶习。

青少年的衣着宜宽松、朴素、大方。女性不可束胸紧腰，以免影响乳房发育和肾脏功能；男性不要穿紧身裤，以免影响睾丸正常的生理功能，引起不育症或遗精、手淫。夏秋两季青少年穿紧身裤，容易引起腹股沟癣或湿疹，令人奇痒难忍，影响健康。

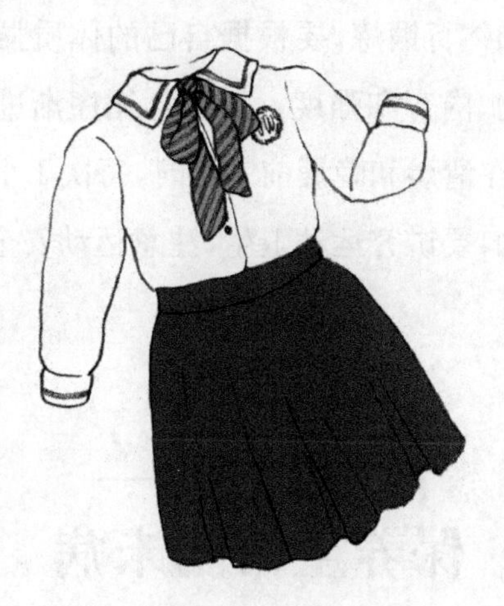

图 56 校服

5. 积极参加体育锻炼

持之以恒的体育锻炼，是促进青少年生长发育，提高身体素质的关键因素。要注意身体的全面锻炼，选择项目时，要同时兼顾力量、速度、耐力、灵敏度等各项素质的发展。力量的锻炼项目有短跑，耐力的锻炼项目有长跑、游泳等，灵敏的锻炼项目有跳远、跳高、球类运动，尤其是乒乓球。上述有些体育项目关系着几项素质的发展。例如，游泳既可锻炼耐力，又可锻炼速度和力量，是青少年最适宜的运动项目。

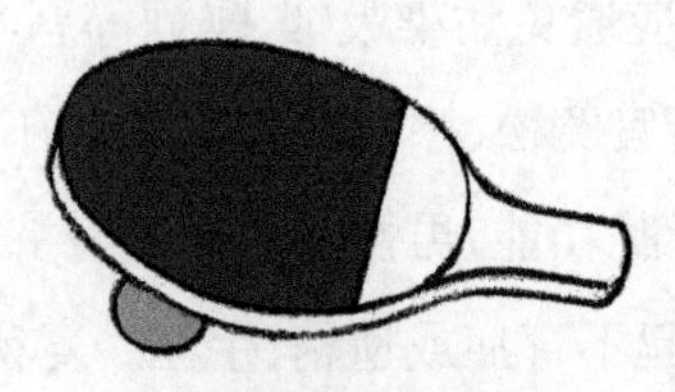

图 57　乒乓球

青少年参加体育锻炼，要根据自己的体质强弱和健康状况来安排锻炼时间、内容和强度。要注意循序渐进。一般一天锻炼 2 次，可安排在清晨和晚饭前 1 小时，每次 1 小时左右。锻炼前要做准备活动，要讲究运动卫生，注意运动安全。

青年养生——保养生命防未病

从性成熟期开始至 40 岁，是人生的青年时期，此一时期的人们体格健壮、活力充沛，是体质的黄金时期。这一阶段的人逐渐脱离父母、家庭干预下的生活环境，进入更加自由独立的社会环境中，人格更加完善，自我意识达到顶峰，但青年时期的人们往往倚仗健康的身体而挥霍无度，如熬夜、酗酒、性生活不节制等，常常为老年疾病埋下隐患。因此，这一阶段的养生重点就是“治未病”。

《素问·上古天真论》曰：“夫上古圣人之教下也，皆谓之虚邪贼风，避之有时，恬淡虚无，真气从之，精神内守，病安从来？”健康的身体既需要避免外邪的侵犯，也需要保持平和愉悦的心情，身体和心灵共同调养。

一、慎起居，调饮食，预防“外邪”

青年时期的男子和女子具有多气多血的身体特点，在平时生活中往往容易忽视外来之邪对身体的伤害。譬如说，大自然有“风、寒、暑、湿、燥、火”六淫之气，常侵犯人体，引起病患。例如，女性爱美，常常夏日穿着短裤短裙入空调房，冬日保暖不够，衣裤单薄，为老年关节病、风湿病留下隐患；男子则饮酒无度，熬夜游戏或加班，日夜颠倒，破坏阴阳平衡。在饮食上，由于物质极度丰富，餐饮的选择大大增加，垃圾食品也大量出现并受到年轻人的喜爱，此外，年轻人还喜爱辛辣刺激、肥甘厚味或生冷之品，常常暴饮暴食，殊不知这些不良饮食习惯正悄悄夺走健康。辛辣刺激使人气血逆乱，轻则发生面部痤疮、便秘、痔疮等，重则造成胃部糜烂，甚至出血；过食生冷损伤人体阳气，可能造成气血不足，出现手脚畏寒、胃肠功能紊乱、腹痛腹泻，女子还会出现月经失调、痛经、不孕等妇科疾病；而肥甘厚味阻碍气血运行，化为痰湿，停留体内，造成代谢困难，出现肥胖症、高血压、糖尿病等疾患。因此，青年时期养生首先要做到的就是起居规律，早睡早起不熬夜，根据季节天气增减衣物，饮食清淡，不抽烟酗酒，避免“外邪”对身体造成的伤害。

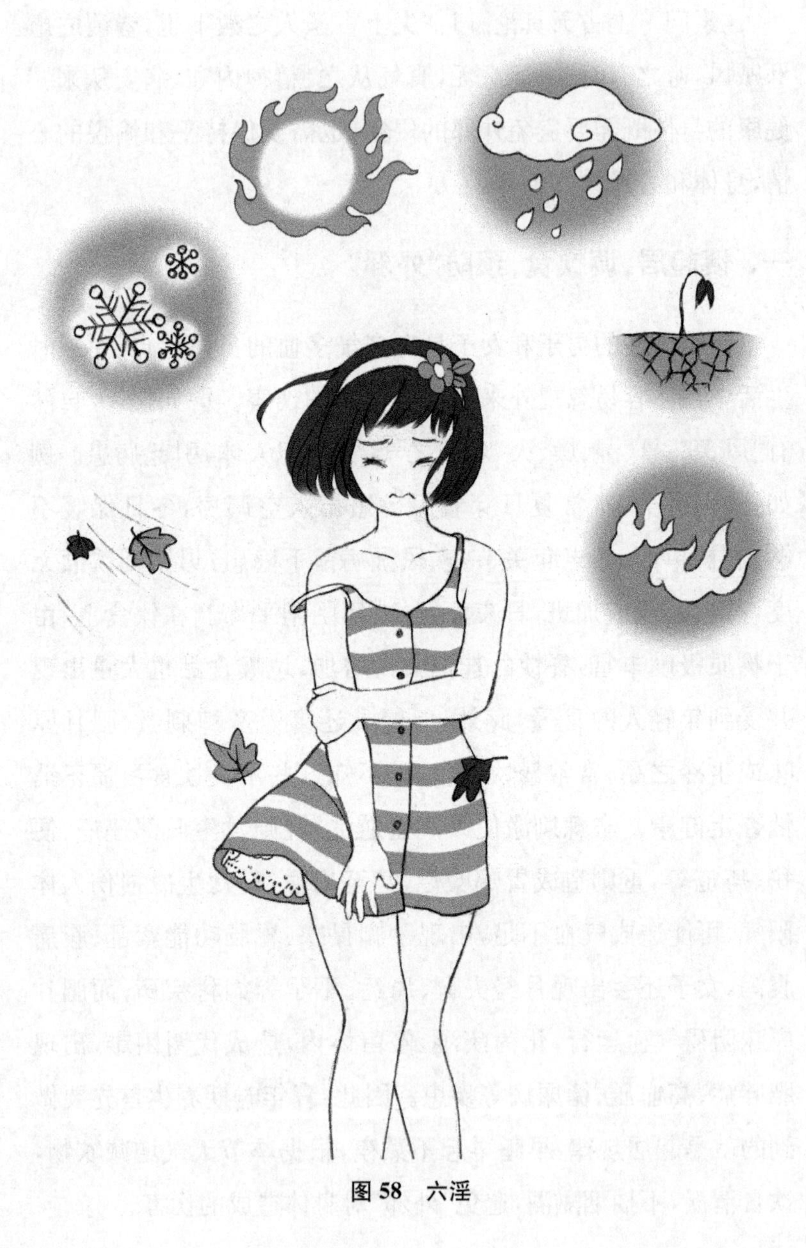

图 58　六淫

二、畅情志、舒胸怀，预防“内邪”

《素问·阴阳应象大论》云：“怒伤肝、喜伤心、思伤脾、忧伤肺、恐伤肾。”不良的情绪对我们的五脏六腑都会造成影响，从而影响机体功能。当今社会，生活节奏加快，日益增长的物质与精神需求使得人们工作生活压力巨大。青年是承担社会工作的主力军，因此常常出现紧张或者焦虑的情绪，也会在追求名利的过程中患得患失，容易产生头痛、胸闷、胃痛等病症，影响身心健康。若能修身养性，保持心态平和，恬静而豁达，不计较名利得失，不追求物质享受，不过多在意别人看法，不过度追求他人认可，不受“慎喜毁誉”所累，则不易被喜、怒、哀、乐这样的情志所伤，经常保持良好的精神状态，可以有效预防因不良情绪所诱发的疾病。

三、练体魄、节情欲，益寿延年

人生中的每个阶段都离不开体育锻炼，持续有效地体育锻炼使人精力充沛、体格强健，也能塑造良好体型，增加自信。青年时期由于工作压力的增加，更应该加强体育锻炼，保持充足的体力，才能胜任繁重的工作。青年时期的体育锻炼主要以有氧运动为主，促进身体的新陈代谢，如跑步、快走、游泳等。锻炼的时间应避免在过度劳累或饱餐后，强度根据身体状态适度而为，否则也会损伤身体。此外，青年时期是性活动最频繁的时期，和谐的性生活能增加精神活力，延年益寿，过之亦影响健

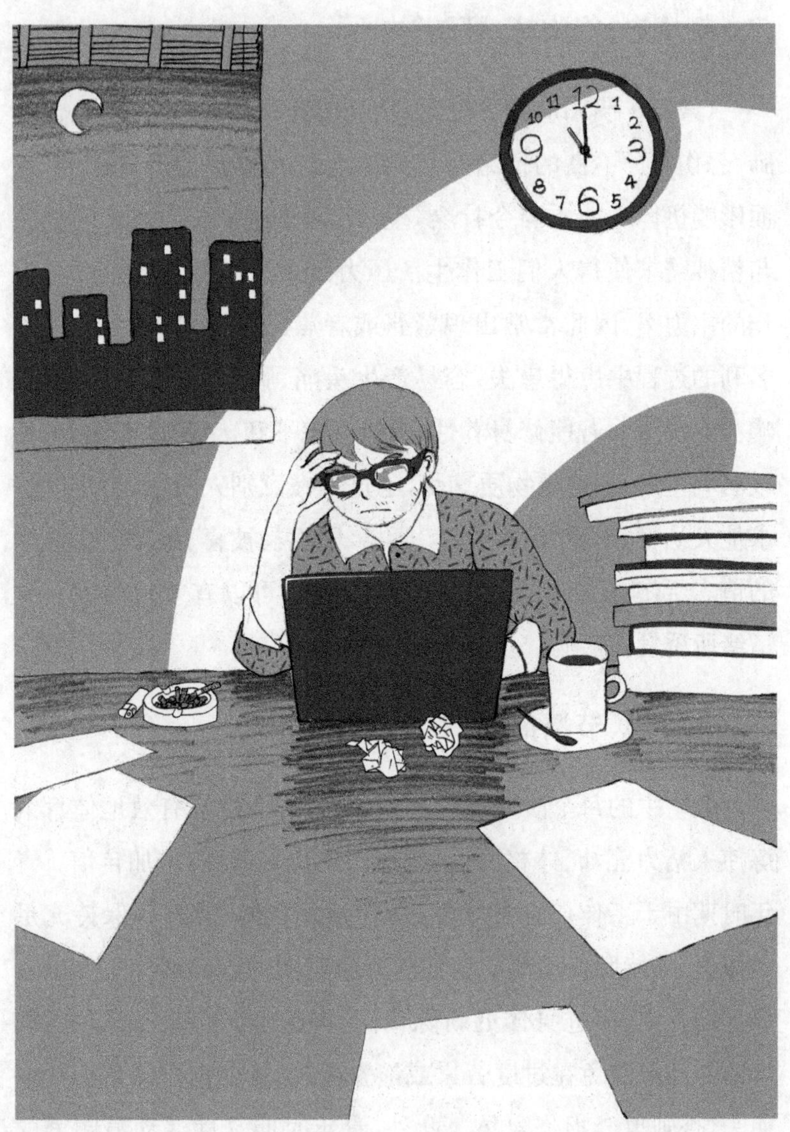

图 59　加班

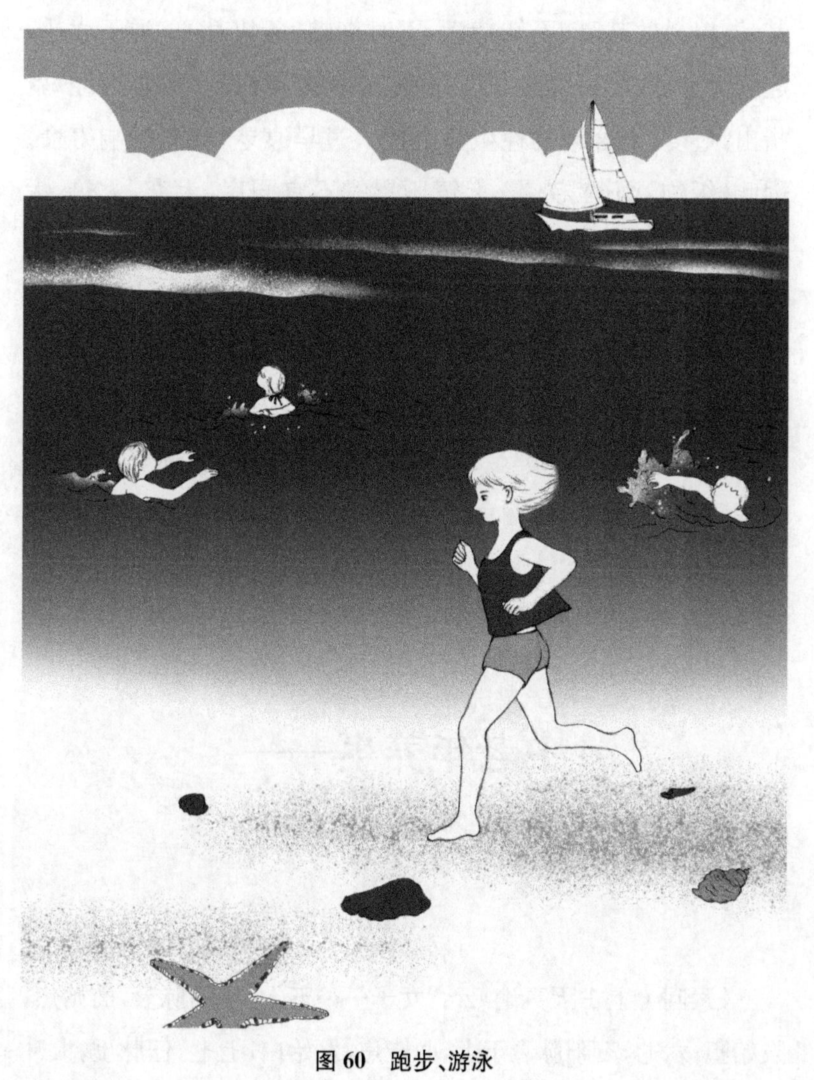

图 60　跑步、游泳

康。“今时之人不然也，以酒为浆，以妄为常，醉以入房，以欲竭其精，以耗散其真，不知持满，不时御神，务快其心，逆于生乐，起居无节，故半百而衰也”，早在 2000 多年前的《黄帝内经》就指出，过度、不合理的性生活会使人过早衰老，甚则影响寿命。因此，饭饱、酒醉、劳累、七情所累时不宜同房，大寒、大热、大风、大雨、地震、雷电之时天地交感阴阳错乱，亦不宜同房，否则不仅伤其身，若此时受孕，还会损伤胎儿。

健康长寿是个积累的过程，遵从生命之道，管理生命进程，似理财节流，故能因果相应，自然天年常在；背离生命规律，恣意求乐不顾身心，似挥金如土，终至贫瘠。因此，顺应自然，饮食健康，睡眠充沛，代谢良好，控制自己的欲望，唯有如此，处于青年时期的人们才能保持身体的阴阳平衡，健康长寿。

中老年养生——
修身养性药调治

《素问·上古天真论》云：“女子……五七，阳明脉衰，面始焦，发始堕；六七，三阳脉衰于上，面皆焦，发始白；七七，任脉虚，太冲脉衰少，天癸竭，地道不通，故形坏而无子也。丈夫……四八，筋骨隆盛，肌肉满壮；五八，肾气衰，发堕齿槁；六八，阳气衰竭于上，面焦，发鬓斑白；七八，肝气衰，筋不能动，天癸竭，精少，肾藏衰，形体皆极；八八，则齿发去。”人到中老年机体功能逐渐下降，各个脏腑器官逐渐老化。中老年是生命历程的一个转折点，生命活动由盛转衰，因此，中老年养生尤为重要。

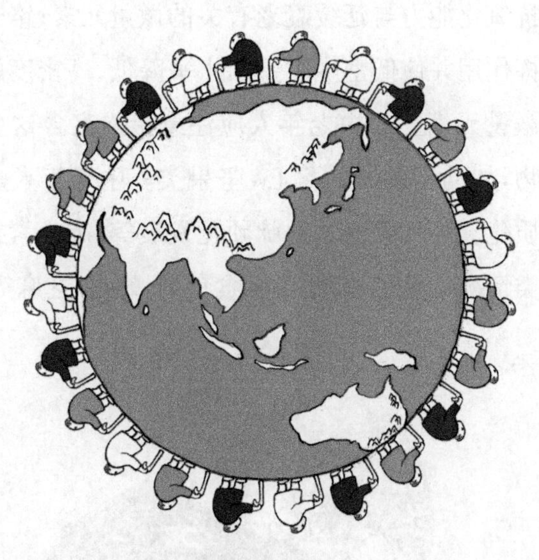

图 61　老龄化

一、饮食调养

中老年人咀嚼功能逐渐降低、味觉钝化、腺体分泌减少、胃肠蠕动减慢等，导致对食物的消化和吸收功能下降，因此选择食物应更易消化吸收，如各种粥、青菜、鱼汤、肉汤等。中老年人蛋白质合成能力降低，蛋白质利用率低，故应选用优质蛋白质，如奶类、蛋类、牛肉、鸡肉、鱼、豆类等。中老年人随年龄增加，骨量流失增加，对钙的吸收能力下降，骨密度逐渐下降，女性又因绝经后受到激素水平变化的影响骨质丢失更为明显，故尤其老年人应注意钙和维生素D的补充，如虾皮、海带等。锌是中老年人维持和调节正常免疫功能所必需的微量元素；硒是提高机体抗氧化能力与延缓衰老有关的微量元素；铬是使胰岛素充分发挥作用并使低密度脂蛋白水平降低、高密度脂蛋白水平升高的微量元素。故中老年人应注意摄入富含这些微量营养素的食物，如动物的肝、肾、心，坚果类。中老年人皮肤干燥和上皮角质化、胆固醇升高、动脉硬化发展等，维生素摄入不足可加重这类情况的发生，因此可多食鱼类、蜂蜜、芝麻等。

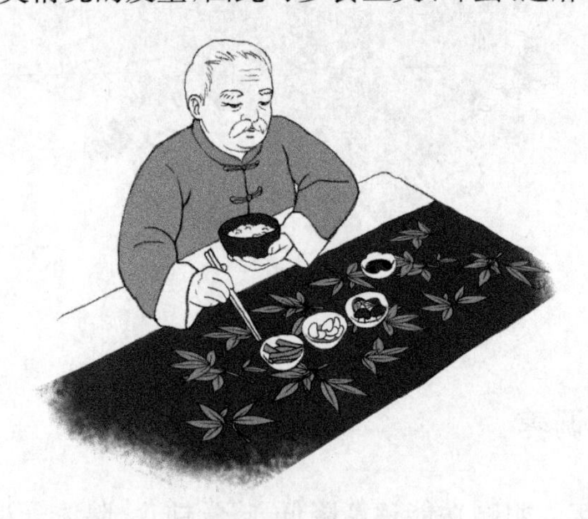

图62 老年人饮食

中老年人胆汁分泌减少、酶活性降低、胃动力下降、消化脂肪的功能下降，故摄入的脂肪能量比减少，并以植物油为主，应增加高纤维素的摄入，如粗粮、豆类、水果等，同时这类高纤维素含有较低的胆固醇，可降低中老年人患心血管疾病和癌症的危险。中老年人糖耐量降低、胰岛素分泌减少且血糖调节能力降低，易发生高血糖，故不宜过多地摄入含糖高的食物。

可根据脾胃功能状况调节饮食，如感觉腹中饱胀者，可食山楂、萝卜、神曲等健胃消食；感觉胃酸、烧心、吐酸水者，应多吃些含碱的食物，如碱面馒头、苏打饼干；感觉口苦、嗳气者，应多吃些有酸味的食品，如番茄、猕猴桃、苹果、酸牛奶、糖醋鱼等；舌苔滑腻、大便黏腻者，应多吃健脾化湿的食物，如薏苡仁、白扁豆、莲子等。

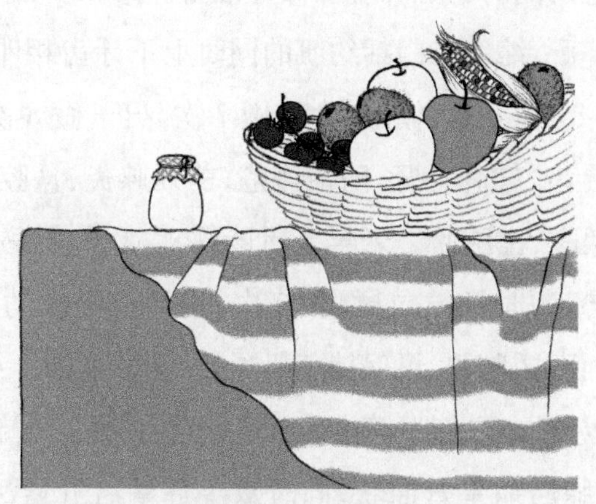

图 63　营养食物

二、修身养性

1. 运动健身

科学、健康、合理的运动方式是提高健康水平和生活质量的关键。中医认为，中老年人群健身强度的标准是循序渐进、形劳而不倦、形体微热、隐隐汗出即可。在运动时段与频率上，体质锻炼贵在坚持，体健者可每日不间断进行，若体质较弱者可隔日一次进行身体锻炼，根据自身身体状况进行调节。

部分中老年人存在入睡难、睡眠少及早醒的现象，或许在晨起睡前这段时间里在床上做套延年益寿操既可改善睡眠质量又可健康长寿。延年益寿操分为以下几步。第一步：静卧、冥想、缓动。中老年人存在不同程度的动脉硬化，清晨血液黏稠度高，血流相对较慢，在头脑清晰的状态下缓动肢体，可在减少意外发生的同时为练养生操做好准备。第二步：仰卧、叩齿、撮谷道。仰卧，缩紧肛门括约肌的同时上下牙齿相叩，女子叩 7 次，男子叩 8 次。依次循环，女子做 7 次，男子做 8 次。这种练习有保健牙齿、健脾补肾，防治痔疮、前列腺炎、盆腔炎等作用。第三步：揉腹、搓胸胁。老年人胃肠蠕动减弱，便秘常见，可通过仰卧姿势，顺时针方向揉腹 20 次，增加胃肠蠕动排便；再以双掌自上而下搓胸胁，可保持气机通畅，调节情绪。第四步：绷足、屈腿、亮翅。取仰卧姿势，双足趾尖下压后上翘，反复 10 次，之后双腿回缩呈弯曲状，同时双手握拳后五指尽量打开伸展，置于双膝上，如此反复 10 次。中老年人四肢血脉欠畅，此练习可促进活血通络。第五步：鸣天鼓、挠背、按足。即取坐位两手掩耳，食指和中指叩击后脑，女子 7 次，每次 7 下，男子 8 次，每次 8 下。完成后反手挠背拍肩或夫妻间相互搓背拍肩，最后按压足底。有聪耳明目、活血通络的作用。以上五个步骤晨起顺着做，睡前逆着做。

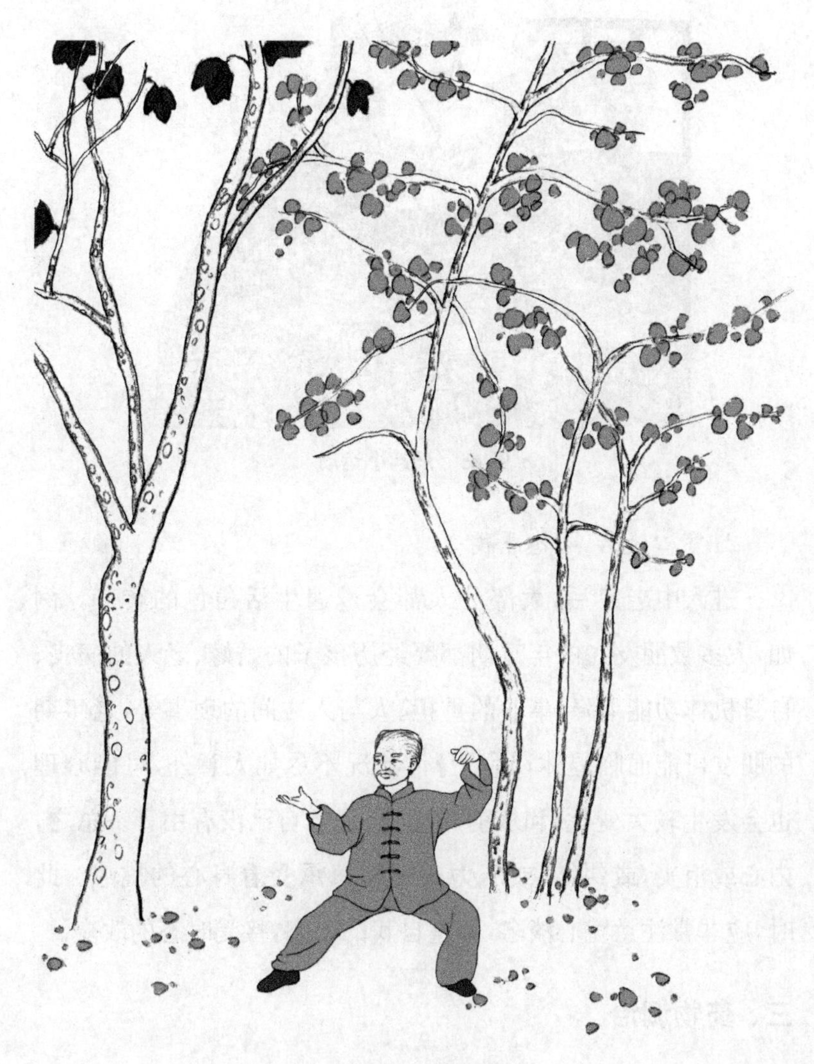

图 64　太极拳

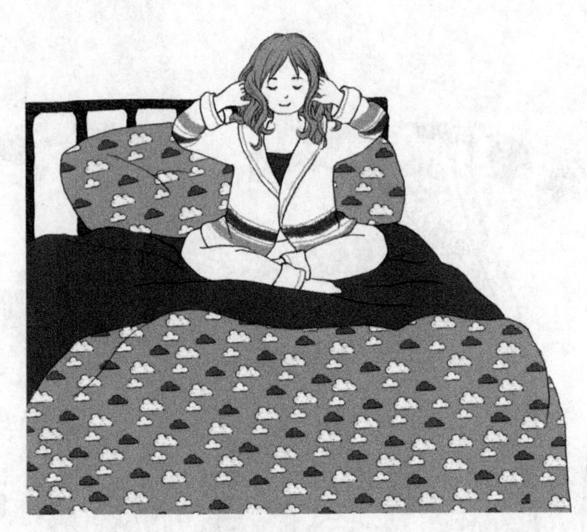

图 65　晨起小运动

2. 宽心淡名，心态平衡

进入中老年后，大部分人都会遭遇生活角色的转变。例如，大多数朋友在中年时期都要经历孩子的婚嫁、老人的病丧、自身机体功能下降、事业的重担、人与人之间的琐事等；老年期的朋友可能面临退休，除了身体状况不尽如人意外，可能心理也会发生较大变化，和从前相比，会感觉自己没有用等。总之，内心或沮丧，或纠结，或压力……每每承受着身心的挑战。此时，应非常注意宽心淡名，调整自我的心态，接受时态的改变。

三、药物调治

1. 避免盲目用药

“是药三分毒”，许多情况是不必用药物治疗，如刚退休的老年人由于不适应生活环境的骤变，出现失眠、焦虑、轻度高血压、浮肿、厌食、乏力、抑郁等"退休综合征"症状，可通过自我心理调整来改变身体状况。还有些老人不能面对"生老病死"的自然常态，为青春常驻、延年益寿等服用大量的补药、新药或进口药，最终适得其反。

2. 用药、剂量适宜原则

大多数中老年人缺乏安全用药知识和存在不正确用药行为，如自我诊断、自我开处方、自行在药店购买药物服用；迫切希望尽快解除病痛而加大用药剂量或多种药物叠加服用，导致药物不良反应发生和影响药物治疗效果。中老年人用药要有明确的适应证，同时选择疗效确切而毒副反应小的药物。用药多是中老年人引起药物不良反应的主要因素，并且中老年人对药物反应和用药剂量个体差异很大，可观察病情进行调整，必要时按成人剂量的1/4、1/3、1/2、2/3、3/4等逐渐加量。

3. 选择最佳剂型

老年人在服药上应选择更容易吞咽、吸收且对消化系统刺激小的剂型，如水剂、颗粒剂、膏剂等。中老年人胃肠道功能不稳定，不宜服用缓慢释放的药物制剂，否则会因胃肠蠕动快而释放不充分，或胃肠道蠕动慢致释放和吸收量增加而产生毒性。

4. 掌握最佳用药时间

服药要谨遵医嘱，因药物均有各自的最佳吸收和作用时间，若能按此规律给药可达到事半功倍的疗效。例如，皮质激

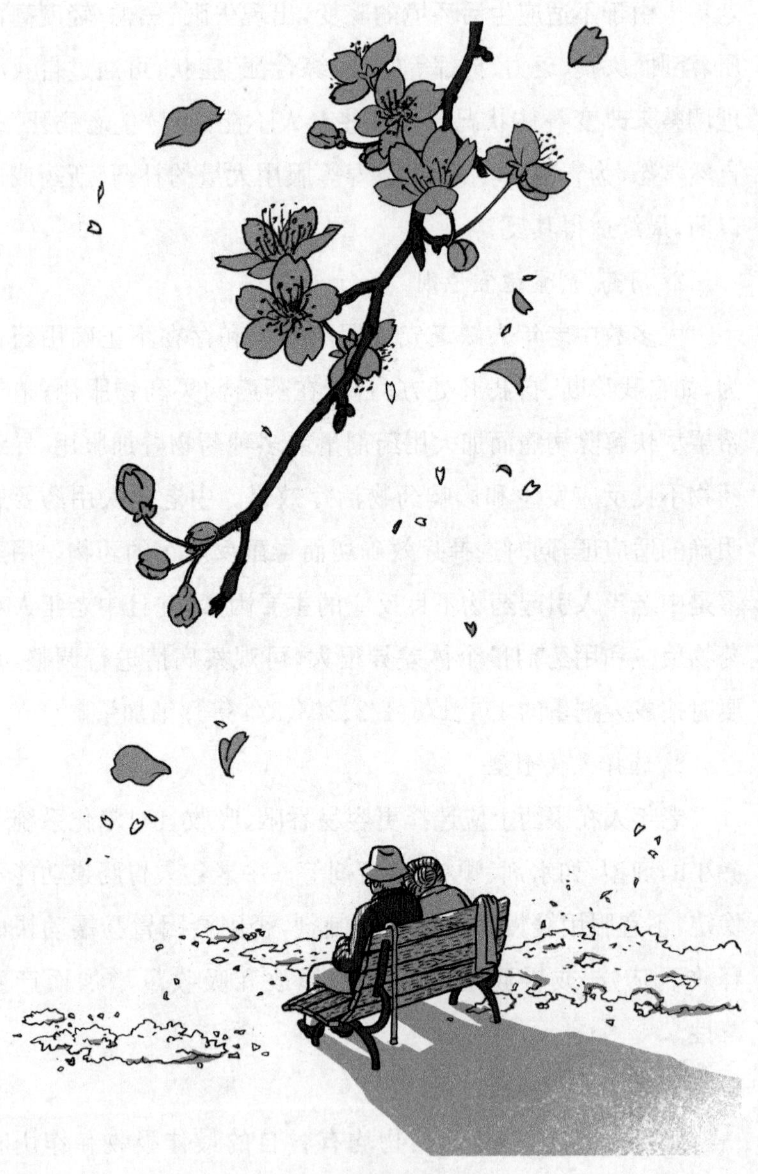

图 66　樱花树下

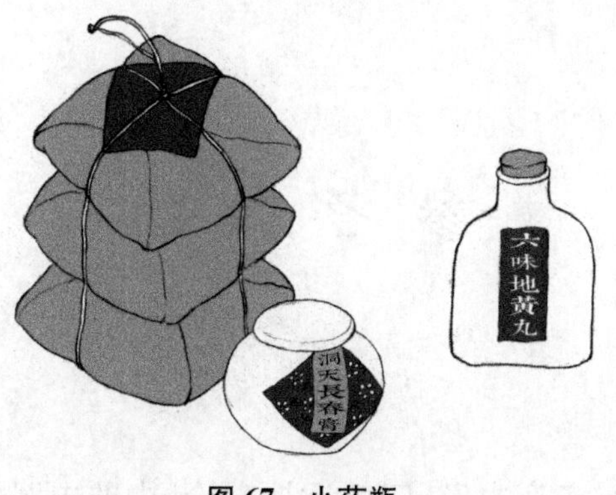

图 67　小药瓶

素在晨起 6 点至 8 点给药，既可以提高疗效又可以减少不良反应；安眠药、缓泻药应在睡前服，利尿剂在清晨或白天服，避免影响睡眠和休息；降糖药中格列本脲、格列喹酮在饭前半小时用药，二甲双胍应在饭后服用，阿卡波糖与食物同服。

参考书目

李原.论《黄帝内经-四气调神大论》中的中医养生思想.中华保健医学杂志,2011,13(6):515-516.

明·高濂.遵生八笺.北京:人民卫生出版社,2007.

宋·陈直.寿亲养老新书.北京:人民卫生出版社,2007.

宋·刘昉.幼幼新书.北京:人民卫生出版社,1987.

王萍芬.中医儿科学.上海:上海科学技术出版社,1997.

王庆其.内经选读.北京:中国中医药出版社,2003.

王玉川.中医养生学.上海:上海科学技术出版社,1992.

夏清华,曹勇,程科,等.春夏养阳秋冬养阴的四时养生观.中国临床康复,2006,10(23):158.

袁旭美.《内经》"春夏养阳,秋冬养阴"养生观.江西中医药,2007,11:9-10.

周蓉,张文平.《四气调神大论》"天人合一"季节养生法浅析.中医药临床杂志,2005,17(6):627-628.